Ani Simila
Fershina Jayakumar
Mamtha Roshini

DESVENDAR O MITO DA METÁSTASE - UMA REVISÃO

Ani Simila
Fershina Jayakumar
Mamtha Roshini

DESVENDAR O MITO DA METÁSTASE - UMA REVISÃO

invasão e metástases

ScienciaScripts

Imprint
Any brand names and product names mentioned in this book are subject to trademark, brand or patent protection and are trademarks or registered trademarks of their respective holders. The use of brand names, product names, common names, trade names, product descriptions etc. even without a particular marking in this work is in no way to be construed to mean that such names may be regarded as unrestricted in respect of trademark and brand protection legislation and could thus be used by anyone.

Cover image: www.ingimage.com

This book is a translation from the original published under ISBN 978-620-8-22331-1.

Publisher:
Sciencia Scripts
is a trademark of
Dodo Books Indian Ocean Ltd. and OmniScriptum S.R.L publishing group

120 High Road, East Finchley, London, N2 9ED, United Kingdom
Str. Armeneasca 28/1, office 1, Chisinau MD-2012, Republic of Moldova, Europe
Managing Directors: Ieva Konstantinova, Victoria Ursu
info@omniscriptum.com

Printed at: see last page
ISBN: 978-620-3-28020-3

Conteúdo

INTRODUÇÃO

O cancro é uma doença hiperproliferativa e um processo em várias fases que envolve a iniciação, a promoção e a progressão do tumor. Os tumores ou neoplasias têm origem quando perdem a sua capacidade de resposta aos sinais normais de crescimento. Diz-se que as células neoplásicas se transformam quando não respondem normalmente aos sinais que controlam o crescimento celular e proliferam excessivamente de forma mal regulada, formando um nódulo ou uma massa tecidular denominada neoplasia. As neoplasias podem ser benignas ou malignas. Diz-se que um tumor é benigno quando as suas caraterísticas microscópicas e macroscópicas são consideradas relativamente inocentes e permanecem localizadas [1,2].

Tanto os tumores benignos como os malignos têm dois componentes básicos (a) o parênquima, constituído por células transformadas ou neoplásicas, e (b) o estroma de suporte, derivado do hospedeiro, não neoplásico, constituído por tecido conjuntivo e vasos sanguíneos. O estroma transporta o suprimento de sangue e fornece suporte para o crescimento das células parenquimatosas, sendo, portanto, crucial para o crescimento da neoplasia[1,2]. A propriedade mais significativa das neoplasias malignas é o facto de as células tumorais poderem crescer para os tecidos locais adjacentes, num processo designado por invasão[3].

O cancro é um importante problema de saúde pública e é a principal causa de morte humana em todo o mundo[4]. A principal ameaça e a razão da maioria das mortes por cancro não são as neoplasias primárias, mas sim o cancro metastático. As metástases são a principal causa de morbilidade e mortalidade dos doentes com cancro[5]. O prognóstico dos doentes com cancro depende da sequência de acontecimentos que conduzem ao desenvolvimento da invasão das células tumorais e das metástases. O curso da metástase tumoral implica uma série de etapas que conduzem à formação de tumores secundários em órgãos distantes e é, em grande parte, responsável pela mortalidade e morbilidade do cancro [6].

Uma caraterística fundamental que distingue as células cancerosas de todas as outras células é a capacidade de se espalharem pelo corpo através de dois mecanismos relacionados: invasão e metástase.

Invasão:

A invasão refere-se à extensão e penetração direta das células cancerosas nos tecidos vizinhos. A proliferação de células transformadas e o aumento progressivo do tamanho do tumor acabam por conduzir a uma rutura das barreiras entre os tecidos, levando à extensão do tumor para o tecido adjacente. A invasão local é também a primeira fase do processo que leva ao desenvolvimento de tumores secundários ou metástases.[7]

Metástases:

A metástase deriva da palavra grega methistanai, que significa deslocar-se para outro local, e descreve a capacidade das células cancerosas de penetrarem nos vasos linfáticos e sanguíneos, circularem através destes sistemas e invadirem tecidos normais noutras partes do corpo. Este processo desenrola-se de forma ordenada e previsível, sendo por vezes designado por "cascata metastática" [8].

A capacidade das células cancerosas de migrarem de um local primário de doença é atribuída à mutação de genes que regulam a produção de proteínas que normalmente ligam as células aos tecidos circundantes. A diminuição da síntese pelas células cancerosas de uma série de substâncias que as ligam às células vizinhas, juntamente com a síntese anormal de enzimas capazes de degradar as ligações entre as células e os tecidos, permite que as células cancerosas escapem do local primário do tumor[9].

As células cancerosas que viajam pelo corpo são capazes de estabelecer novos tumores em locais distantes do local do tumor primário. Para se metastizarem, as células cancerosas têm de se separar do seu local primário e entrar no sistema circulatório ou linfático, que as transportará para um novo local e se estabelecerá no novo local[1].

- Semeadura em cavidades corporais
- Linfáticos
- Hematogénica [1,2].

No início de 2000, os Professores Hanahan e Weinberg propuseram que, quando as células progridem para um estado neoplásico, adquirem capacidades distintas. Estas foram designadas por caraterísticas distintivas do cancro e constituíram um quadro útil para compreender a patogénese do tumor[10]. Estas incluem

    a) Autossuficiência em sinais de crescimento,
    b) Insensibilidade aos   anti-crescimento
    c) Evitar a morte celular,
    d) Potencial replicativo ilimitado,
    e) Angiogénese sustentada,
    f) Invasão dos tecidos e metástases[10].

Mais tarde, em 2011, publicaram uma atualização para refletir os avanços na compreensão e incluíram duas novas marcas distintivas[11].

    a) Caraterísticas emergentes
i.   Metabolismo energético desregulado,
ii.   Fugir ao sistema imunitário,
    b) Caraterísticas de habilitação
i.   Instabilidade genómica
ii.   Inflamação promotora de tumores[11].

A invasão e as metástases são uma das etapas do processo de carcinogénese. Cerca de 90% de todos os cancros humanos têm origem em tecidos epiteliais e são definidos como carcinomas. Os epitélios são tecidos de uma ou várias camadas, que cobrem praticamente toda a superfície interna e externa do corpo. Um epitélio deve proporcionar proteção contra toxinas exógenas e organismos infecciosos. Assim, as células estão fortemente ligadas através de "junções estreitas" e possuem apenas um pequeno espaço intercelular. Os tecidos epiteliais estão ligados à matriz extracelular (MEC) pela membrana basal. Uma caraterística das células epiteliais é a sua estreita fixação no tecido epitelial e a ausência de motilidade[5].

Devido ao afrouxamento dos desmossomas, bem como às alterações biológicas no citoesqueleto, é possível que as células epiteliais adoptem um carácter mais mesenquimal.

Assim, a patogénese da metástase depende de múltiplas interações entre as células metastáticas e os mecanismos homeostáticos do hospedeiro[5].

O carcinoma espinocelular oral (OSCC) é um cancro maligno da camada de células epiteliais[12,13]. A Organização Mundial de Saúde (OMS) definiu o cancro como o crescimento ou divisão anormal das células para além dos seus limites anatómicos normais, levando à invasão de outros compartimentos corporais ou sistemas de órgãos, uma progressão conhecida como metástase[14]. Dois terços de todos os casos de CCEO documentados no mundo atual apresentam-se em estádios avançados da doença[15]. Diz-se que a recorrência local da doença ocorre em até 30% dos casos; 10% dos casos sofrerão recorrência regional e até 20% dos casos sofrerão metástases à distância[15].

O carcinoma espinocelular oral é considerado a sexta neoplasia maligna mais comum conhecida pelo homem[12,16]. O tabagismo e o consumo de álcool constituem os dois principais factores causais do desenvolvimento do CCEO[17.]. Esta doença apresenta uma prevalência global em homens caucasianos idosos com idade superior a 45 anos[18]. O cancro oral é qualquer neoplasia maligna que se encontra no lábio, no pavimento da boca, no revestimento das bochechas, na gengiva, no palato ou na língua[19].

Na Índia, o cancro oral encontra-se entre os três principais tipos de cancro [19,20]. Cerca de 90-95% dos cancros orais são carcinomas de células escamosas [21]. A incidência do cancro oral é mais elevada na Índia e nos países do Sul e do Sudeste Asiático. A agência internacional de investigação sobre o cancro (IARC) previu que a incidência de cancro na Índia aumentará de 1 milhão em 2012 para mais de 1,7 milhões em 2035. Isto indica que a taxa de mortalidade por cancro também aumentará de 680000 para 12 milhões no mesmo período[19].

INCIDÊNCIA NA ÍNDIA

De acordo com as estatísticas, em 2012, a incidência de cancro oral na Índia foi de 53842 em homens e 23161 em mulheres[19]. O cancro oral é considerado uma doença que ocorre em pessoas idosas. No entanto, a maioria dos casos de cancro oral ocorre entre os 50 e os 67 anos de idade, mas também pode afetar crianças a partir dos 10 anos. A incidência do cancro oral aumenta com a idade. A idade mais comum é a quinta década de vida. Considerando o género em todos os grupos etários, os homens são mais afectados do que as mulheres. Na Índia, os homens são duas a quatro vezes mais afectados do que as mulheres devido às alterações nos padrões de comportamento e de estilo de vida[19.]

Na maioria das vezes, é diagnosticada em fases mais avançadas, o que resulta em resultados de tratamento baixos e custos elevados. Muitos doentes não podem pagar o tratamento. Nas zonas rurais, os doentes têm um acesso inadequado a profissionais com formação e serviços de saúde muito limitados. Por conseguinte, o atraso está largamente associado a estádios avançados do cancro oral. A deteção precoce do cancro oral oferece a melhor hipótese de sobrevivência a longo prazo e tem o potencial de melhorar os resultados do tratamento e tornar os cuidados de saúde acessíveis[22]. O cancro oral afecta sobretudo as pessoas com um estatuto socioeconómico mais baixo e as pessoas das zonas rurais devido a uma maior exposição a factores de risco como o consumo de tabaco[23,24].

O cancro metastático constitui um desafio especial para a área médica e é largamente responsável pelas complicações e pela mortalidade associadas à maioria dos tumores malignos epiteliais.   Além disso, as metástases são normalmente difíceis de curar através de cirurgia convencional, radioterapia e quimioterapia e conferem um mau prognóstico ao doente afetado.

A consideração das metástases é clinicamente relevante tanto na avaliação como no tratamento do doente com cancro. No momento do diagnóstico, a avaliação do doente quanto ao risco de desenvolvimento de metástases clínicas é importante para o prognóstico e para determinar o potencial benefício da terapêutica sistémica

A EVOLUÇÃO DA INVASÃO E DAS METÁSTASES

O conceito de invasão e metástase tem sido estudado há mais de 100 anos. Uma observação significativa foi alcançada pela primeira vez quando Stephen Paget propôs a hipótese da "semente e do solo"[25].

Teorias iniciais da propagação do cancro:

Em 1889, Stephen Paget propôs a teoria da semente e do solo para explicar o invulgar padrão metastático órgão-específico. As suas observações de que a propagação do cancro parecia estar dependente da interação entre as células cancerosas (sementes) e o local específico do órgão metastático (solo)[26].

James Edwin (1928) sugeriu que a metástase ocorre puramente através de um mecanismo anatómico, em que a disseminação ocorre através de factores mecânicos associados à estrutura do sistema vascular[27].

Em 1975, Irwin Boss et al. propuseram a teoria da cascata metastática, que demonstrava que a propagação das metástases não era aleatória, mas que ocorria em etapas que exigiam um ou mais locais de disseminação[28].

Peter Nowell e Isaiah Fisher, em 1976, propuseram o modelo de seleção e expansão clonal[25].

Teorias tardias da propagação do cancro:

Irving Walssman et al (2001) sugeriram o papel das células estaminais cancerosas na metástase[29].

Em 2002, Rene Bernard e Robert Weinberg criaram um puzzle de progressão para desafiar a visão tradicional da metástase. Posteriormente, foi proposto o "modelo de dupla propensão"[25].

Kent Hunter et al (2003) salientaram o papel da suscetibilidade genética na propensão para a metastização[30].

A teoria de Jean Paul e Robert Weinberg et al, em 2006, explicaram o fenómeno da transição epitelial-mesenquimal para explicar a progressão das metástases[25]

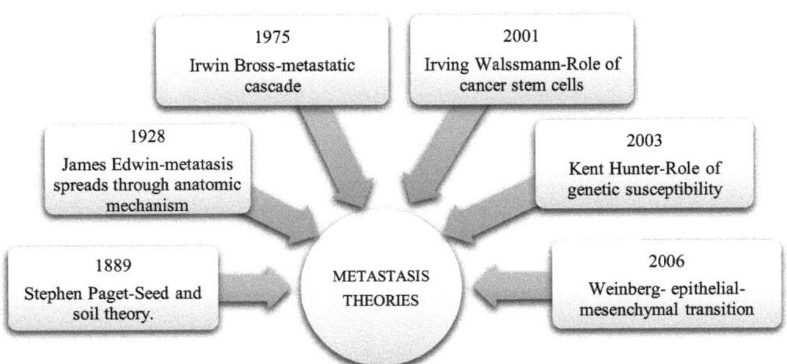

Figura 1: A evolução das teorias da metástase

TUMORES PRIMÁRIOS E LOCAIS PREFERENCIAIS DE DISSEMINAÇÃO METASTÁTICA

O cancro pode espalhar-se do local onde começou para outra parte do corpo. O cancro original é designado por tumor primário. O cancro noutra parte do corpo é designado por cancro metastático ou secundário. O cancro metastático tem o mesmo tipo de células cancerígenas que o cancro primário. O termo cancro metastático é normalmente utilizado apenas para descrever tumores sólidos que se espalharam para outra parte do corpo. O cancro metastático pode desenvolver-se vários anos depois de o cancro primário ter sido diagnosticado pela primeira vez. Por vezes, o cancro pode já ter metastizado quando é diagnosticado[31].

Quando as células cancerosas crescem e se dividem, podem deslocar-se do local onde começaram para outras áreas do corpo. Existem 3 formas de propagação do cancro[31].

A extensão direta, ou invasão, significa que o tumor primário cresce para os tecidos ou estruturas que o rodeiam. Por exemplo, o cancro da próstata pode crescer para a bexiga[31].

A disseminação do sistema linfático significa que as células cancerosas se separam do tumor primário e viajam para outra parte do corpo através do sistema linfático. O sistema linfático é um grupo de tecidos e órgãos que produzem e armazenam células que combatem as infecções e as doenças[31].

A disseminação pela corrente sanguínea, ou hematogénea, significa que as células cancerígenas se separam do tumor primário, entram na corrente sanguínea e deslocam-se para um novo local do corpo[31].

Normalmente, o sistema imunitário ataca e destrói as células cancerosas que viajam através do sistema linfático ou da corrente sanguínea. Mas, por vezes, as células cancerosas sobrevivem e instalam-se noutra zona do corpo, onde formam um novo tumor. Para sobreviver e crescer no novo local, o tumor tem de formar o seu próprio fornecimento de sangue, denominado angiogénese[32].

O processo metastático é um processo ineficaz em que a grande maioria das células tumorais em circulação não consegue crescer progressivamente em locais distantes. Pode existir um período de latência entre a infiltração de células cancerosas num local distante e a colonização que conduz progressivamente ao crescimento de um tumor secundário. A origem celular, as propriedades intrínsecas do tumor, as afinidades tecidulares e os padrões de circulação determinam não só os locais de disseminação do tumor, mas também a evolução temporal e a gravidade das metástases para órgãos vitais. Para além dos aspectos acima referidos das metástases, algumas células metastáticas exibem tropismo tecidular, preferindo crescer em determinados órgãos[6].

O cancro pode propagar-se a quase todas as partes do corpo. Alguns tipos de cancro tendem a propagar-se a determinadas partes do corpo. Os órgãos mais afectados pelas metástases são o pulmão, o fígado, o cérebro e os ossos[33]. Por exemplo:

❖ O cancro da mama tende a espalhar-se para os ossos, fígado, pulmões, parede torácica e cérebro.

❖ O cancro do pulmão tem tendência a espalhar-se para o cérebro, ossos, fígado e glândulas supra-renais.

❖ O cancro da próstata tende a espalhar-se para os ossos,

❖ Os cancros do cólon e do reto tendem a espalhar-se para o fígado e para os

❖ Menos frequentemente, o cancro pode propagar-se à pele, aos músculos ou a outros órgãos do corpo[31].

Os pulmões são o local mais comum de metástases para muitos tumores primários. Os pulmões servem de primeiro filtro para as células tumorais que se espalham através da circulação sanguínea em tumores malignos cuja drenagem venosa flui diretamente para os pulmões[6].

O fígado é um dos locais mais comuns de doença metastática, sendo responsável por 25% de todas as metástases para órgãos sólidos[34]. As metástases cerebrais mais frequentes ocorrem em doentes com tumores do pulmão, da mama, melanoma, renais e colorrectais. Uma vez diagnosticada a metástase para o cérebro, a sobrevivência média dos doentes não tratados é de 1-2 meses[35].

As metástases ósseas são mais frequentemente observadas no cancro da próstata, da mama e do pulmão, que são os principais tumores malignos no sexo feminino e/ou masculino, com as taxas de incidência e mortalidade mais elevadas. As metástases ósseas conduzem geralmente a morbilidades graves, que persistem sempre até à morte dos doentes, incluindo dor óssea, hipercalcemia, fratura patológica, compressão da medula espinal e consequente paralisia[36].

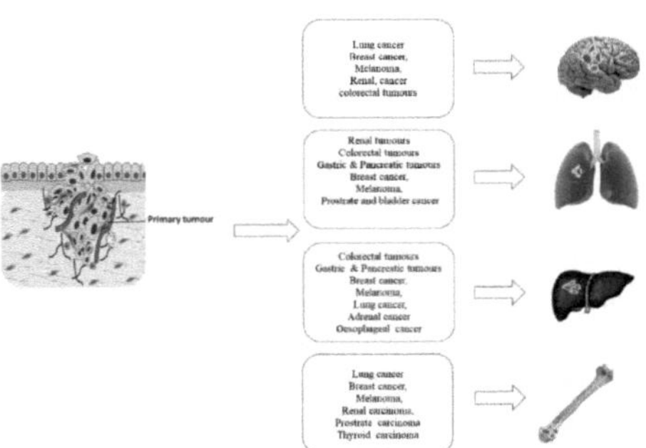

Figura 2: Metástases em órgãos específicos e tumores preferenciais

TUMORES METASTÁTICOS DA CAVIDADE ORAL:

Os tumores metastáticos da região oral são pouco frequentes, constituindo apenas cerca de 1-3% dos tumores malignos orais. Estes tumores metastáticos podem ocorrer quer nos tecidos moles orais quer nos ossos maxilares. Os tumores metastáticos da região oral são difíceis de diagnosticar devido à sua raridade. No entanto, aproximadamente 30% das metástases orais são a primeira manifestação da doença. As metástases para a mandíbula indicam doença em fase terminal e estão associadas a uma sobrevivência reduzida[37].

A metástase para o osso maxilar ocorre por via hematogénica, onde ocorre a disseminação das células tumorais malignas. Este processo requer a presença de medula óssea hematopoiética ativa bem conectada com espaços vasculares sinusoidais no local de deposição das células malignas[38]. Observam-se restos de medula óssea hematopoiética ativa nos aspectos posteriores da mandíbula, pelo que o cancro metastático ocorre mais frequentemente na mandíbula em cerca de 80 a 90% dos casos, enquanto as metástases maxilares são menos comuns. Os tumores metastáticos do osso da mandíbula são mais frequentemente registados do que os da mucosa mole oral[38].

Aproximadamente 80% dos tumores metastáticos dos tecidos moles orais encontram-se na gengiva anexa no caso de pacientes dentados, enquanto que em pacientes edêntulos, as lesões metastáticas estão igualmente distribuídas entre a língua e a mucosa alveolar. A rica rede capilar da gengiva cronicamente inflamada tem sido sugerida como um mecanismo que aprisiona as células malignas. A rede capilar em proliferação tem uma membrana basal fragmentada através da qual as células tumorais podem penetrar[38].

As fontes primárias mais comuns de tumores metastáticos para a região oral são os cancros da mama, do pulmão, do rim, do osso ou do colo-rectal. A mama é o local primário mais comum para os tumores que metastizam para os ossos maxilares, enquanto o pulmão é a fonte mais comum para os cancros que metastizam para os tecidos moles orais[39].

A origem das lesões metastáticas difere entre os géneros. Nos homens, os locais primários mais comuns são o pulmão, o rim, o fígado e a próstata, e nas mulheres a mama, os órgãos genitais femininos, o rim e o colo-rectal. Alguns tumores preferem o osso maxilar como alvo metastático, como o cancro da próstata e o cancro da mama[39].

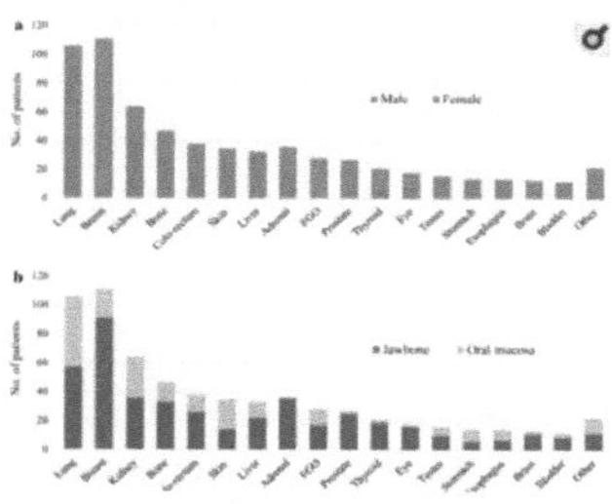

Figura 3: Distribuição dos tumores primários comuns com metástases na cavidade oral com base no género (Adaptado de Hirschberg A et al. Metastatic tumors to the jaws and mouth. Head Neck pathol 2014; 8(4): 463-74.)

CORRELAÇÃO CLÍNICA DE INVASÃO E METÁSTASE:

Numa fase inicial, as células malignas estão confinadas no local primário do tumor. À medida que a doença progride, as células cancerosas tornam-se mais agressivas e começam a romper a estrutura circundante. Estas células podem propagar-se através das seguintes vias[6]:

❖ Invasão direta

❖ Disseminação por vias linfáticas

❖ Dissemina-se por via hematogénica.

❖ Disseminação através das cavidades corporais - (Transcelómica).

A invasão direta pode resultar na disseminação das células cancerosas para os tecidos e órgãos vizinhos. As vias linfática e vascular resultam frequentemente na disseminação sistémica das células cancerosas para órgãos distantes, incluindo ossos, pulmão e fígado. Mesmo durante as fases iniciais da doença, tanto a disseminação linfática como a hematogénica ocorrem, sendo mais frequentemente observadas na grande maioria dos doentes com cancro avançado[6].

A metástase, a disseminação das células tumorais do seu gânglio linfático primário (LN) para órgãos distantes, é o aspeto mais temível do cancro. As células tumorais invadem os vasos sanguíneos ou linfáticos para aceder à circulação geral e, em seguida, estabelecem-se noutros tecidos (viscerais). Por conseguinte, o estado nodal é um fator de previsão significativo da sobrevivência dos doentes com tumores malignos [40].

As metástases do tumor primário seguem uma progressão ordenada e envolvem primeiro o LN de drenagem mais proximal (sentinela) antes de se espalharem para outros gânglios linfáticos. Se o SLN estiver livre de tumor, presume-se que os restantes gânglios linfáticos cervicais estão livres de cancro[41].

O carcinoma espinocelular da cabeça e do pescoço (CECP) também apresenta uma elevada taxa de metástases nodais ocultas (MNO). É importante detetar o desenvolvimento de metástases linfonodais na sua fase inicial para melhorar o prognóstico. Os mecanismos pelos quais os tumores malignos invadem os vasos linfáticos e metastizam para os gânglios linfáticos regionais (RLN) são complexos e inter-relacionados. O envolvimento dos NRL é frequentemente um prenúncio de um risco acrescido de metástases[42].

A presença de metástases ocultas nos gânglios linfáticos é considerada como um dos factores de prognóstico mais importantes. Metástase oculta significa cancro em que o local do tumor primário (original) não pode ser encontrado. A incidência de metástases ocultas nos gânglios linfáticos do pescoço em doentes com tumores malignos orais varia entre 23,7% e 42%, mas a taxa é mais elevada nos tumores da língua e do pavimento da boca[40].

O nódulo linfático sentinela (SLN) é definido como o primeiro nódulo da bacia linfática para onde drena o tumor primário. O linfático primário aferente drena primeiro para o

SLN da respectiva bacia. Por conseguinte, o estado do(s) SLN(s) reflecte com precisão toda a bacia. Se o SLN não estiver envolvido em doença metastática, os restantes LNs também devem ser negativos. Do mesmo modo, se o NLS for positivo, existe o risco de os nódulos de ordem superior poderem também estar envolvidos em doenças metastáticas[43].

Saltar as metástases:

A metástase descontínua é definida como a disseminação metastática de células cancerígenas em que as regiões contíguas são saltadas enquanto estão presentes focos distantes das células cancerígenas, o que constitui um achado com um mau prognóstico. As metástases por saltos são particularmente observadas quando o local primário do tumor se situa na cavidade oral, especialmente o cancro da língua. As metástases saltadas do cancro da língua e da boca envolvem os linfonodos cervicais inferiores de nível III ou IV[44].

Risco de metástases à distância e de disseminação extracapsular:

A infiltração extra-capsular macroscópica foi observada mais frequentemente em associação com grandes massas nodais com mais de 3 cm de diâmetro. A infiltração extra-capsular macroscópica foi associada a uma elevada incidência de tumor recorrente no pescoço ipsilateral, particularmente nos 12 meses após a cirurgia, enquanto o crescimento extra-capsular microscópico foi associado a uma menor incidência de tumor recorrente no pescoço ipsilateral[45].

Metástases nos gânglios linfáticos regionais:

A extensão do crescimento metastático do colo do útero, reflectida pelo estádio N, prevê a sobrevivência da doente. Quanto mais elevado for o estádio N, maior é a proporção de doentes que apresentam metástases à distância e pior é a sobrevivência do doente. A extensão do tumor para fora da cápsula dos gânglios linfáticos, ou seja, a disseminação extra-capsular, demonstrou ser um poderoso fator de previsão da recorrência regional[46].

Metástases no carcinoma de células escamosas oral:

A disseminação metastática à distância ocorre relativamente tarde no decurso da doença e pensa-se que seja hematogénica. Os doentes com carcinoma de células escamosas da mucosa bucal e do lábio apresentam geralmente apenas doença local, enquanto a maioria dos doentes com cancro da língua apresenta doença em fase avançada com metástases regionais e/ou à distância. Nos tumores da cavidade oral, os gânglios linfáticos metastáticos estão mais frequentemente presentes nos níveis III. As metástases bilaterais são frequentemente

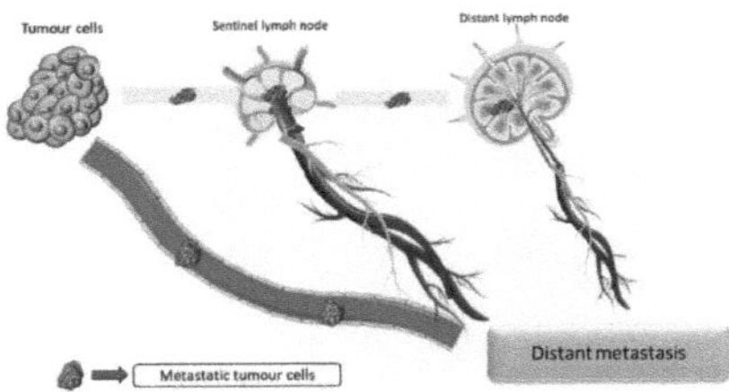

encontradas em tumores da base da

Figura 4: Vias de disseminação de células tumorais malignas.

língua[46.] A presença ou ausência de metástases nos gânglios linfáticos é um dos principais factores de prognóstico para a sobrevivência em doentes com gânglios linfáticos cervicais clinicamente negativos. As avaliações histológicas da profundidade ou espessura do tumor também são relatadas como sendo de possível utilização na previsão de metástases nos gânglios linfáticos cervicais. O momento das metástases nos gânglios linfáticos foi considerado fundamental para compreender a agressividade biológica. Assim, para concluir, o papel das metástases linfonodais é passivo e ajuda a identificar a disseminação da doença[41]

INVASÃO E CASCATA METASTÁTICA:

A invasão e as metástases resultam de interações complexas que envolvem células cancerosas, células do estroma e a matriz extracelular. Estas interações podem ser divididas numa série de etapas que consistem em invasão local, intravasamento para os vasos sanguíneos e linfáticos, trânsito através da vasculatura, extravasamento dos vasos, formação de micro metástases e crescimento das micro metástases em tumores macroscópicos[47].

A invasão exige grandes alterações na morfologia e no fenótipo das células, em especial das células epiteliais, que são os precursores de cerca de 90% dos cancros humanos. As células epiteliais normais são células polarizadas, mantidas por junções estreitas, junções aderentes . A morfologia e o fenótipo das células normais são mantidos pelo citoesqueleto de actina (microfilamentos), tubulina (microtúbulos) e desmossomas ligados a filamentos intermédios que contêm queratina. São ancorados à membrana basal por hemidesmossomas e os seus filamentos intermédios associados e contactos de integrina que organizam a actina.   A invasão requer alterações na adesão célula-célula e célula-matriz, coordenadas com a degradação da matriz e a motilidade celular. As proteínas reguladoras estruturais e que controlam a adesão das células e a migração são os principais alvos a jusante das vias de sinalização controladas por oncogenes e supressores de tumores, fornecendo informações sobre a forma como a transformação oncogénica resulta na progressão para um fenótipo invasivo[48].

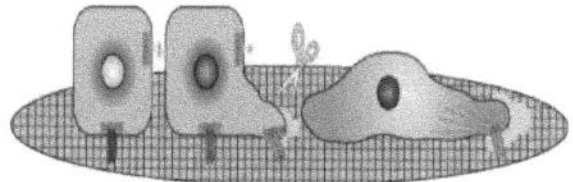

Figura 5: As etapas da invasão tumoral envolvem a perda de adesões célula-célula, alterações na adesão célula-matriz, proteólise da matriz extracelular (degradação demonstrada por uma tesoura)

As células tumorais são capazes de ativar estes mecanismos para alterar a sua própria forma, criando condições para se deslocarem, bem como remodelar os tecidos circundantes para formar vias de migração. O principal problema é que as células tumorais não possuem "sinais de paragem" fisiológicos para terminar estes processos. Muito provavelmente, este facto leva ao estabelecimento dos mecanismos de migração e promove a progressão e a disseminação do tumor[49].

Mecanismos de invasão e migração:

A invasão do cancro é um processo cíclico em que a célula altera a sua forma, provocando uma assimetria morfológica, e depois transloca o corpo celular. Dependendo do tipo de célula tumoral e do microambiente tecidular, a célula pode migrar de duas formas principais[50]

    a)   Migração de células individuais

    b)   Migração celular colectiva

O processo subjacente a ambas as migrações é a dinâmica do citoesqueleto. O citoesqueleto liga-se aos receptores da superfície celular, que, por sua vez, se ligam à estrutura do tecido circundante. Assim, o citoesqueleto actua como motor da célula e os receptores de superfície celular actuam como seu transmissor. As células cancerosas também seguem estes mecanismos para a sua alteração na morfologia e fenótipo como as células normais, mas a única diferença é que as células neoplásicas não têm os sinais fisiológicos de "paragem", o que resulta num potencial replicativo ilimitado e na imortalidade que provoca a migração das células tumorais[50].

As células cancerosas invadem outros tecidos, quer movendo-se coletivamente como folhas epiteliais ou aglomerados destacados, quer como células individuais através de tipos de células mesenquimais ou ameboides. Durante a progressão do cancro, uma variedade de células tumorais apresenta alterações na sua plasticidade através de conversões morfológicas e fenotípicas, incluindo a transição epitelial para mesenquimal (EMT), a transição colectiva para ameboide (CAT) e a transição mesenquimal para ameboide (MAT)[51].

a) Migração de células individuais

A migração celular individual ocorre em cinco etapas moleculares diferentes que alteram a sua morfologia e fenótipo. As cinco etapas do ciclo de migração são[51].

1) Protrusão do pseudópode,

2) Formação de contactos focais,

3) Proteólise focalizada,

4) Contração da actinomiosina,

5) Desprendimento do bordo de fuga.

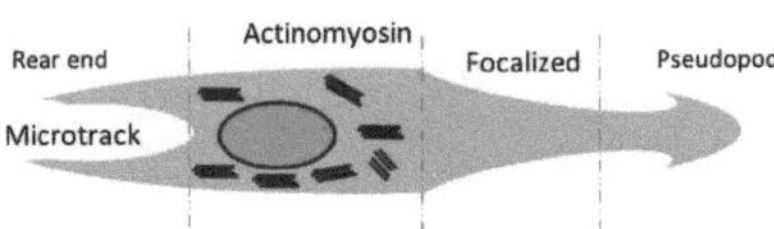

Figura 6: Invasão de células individuais ou únicas

Etapa 1: Protrusão do pseudópode

O citoesqueleto polariza-se através da polarização da actina e forma uma saliência na extremidade oposta da região pré-urópode, que é a extremidade posterior da célula[50,52].

Etapa 2: Formação de contactos focais.

A extremidade da protursão principal envolve-se com os substratos extracelulares, seguindo-se o recrutamento e a adesão de receptores de superfície celular que formam grupos localizados e acoplam a adesão extracelular à mecanossinalização intracelular e à geração de força[50,52].

Etapa 3: Proteólise focalizada:

A vários micrómetros de distância da extremidade protuberante principal, as proteases da superfície celular envolvem-se com proteínas de suporte extracelular e executam uma proteólise focalmente controlada. Esta proteólise modifica as propriedades moleculares e mecânicas da célula e cria espaço para o avanço do corpo celular[50,52].

Passo 4: Contração da actomiosina,

O sistema Rho, uma pequena GTPase, ativa a miosina II e a actomiosina, o que resulta na contração do corpo celular. Isto gera ainda mais tensão no interior da célula[50,52].

Etapa 5: Separação do bordo de fuga.

A contração é seguida pela renovação gradual das ligações de adesão na extremidade posterior, que desliza para a frente enquanto a extremidade anterior se projecta mais.

Exemplo: A invasão de células mesenquimatosas individuais foi detectada em fibrossarcoma, glioblastoma e melanoma.

i)   <u>Migração arredondada ou ameboide:</u>

As células que migram com baixa força de adesão ou com elevada contratilidade de ato-miosina adoptam diferentes formas morfológicas esféricas. Este fenómeno é designado por migração ameobóide. São observadas várias formas de movimento ameobóide[50].

- ✧ O movimento ameboide dos filopódios dependente de Rac tem sítios de adesão pequenos ou difusamente organizados que geram uma força de adesão fraca ou negligenciável em direção ao substrato[50.]

- ✧ O blebbing mediado por Rho usa blebs ou protrusão de membrana lisa na borda principal e medeia a localização trans celular[50].

- ✧ As células tendem a migrar adaptando a sua forma e espremendo-se através de lacunas e trilhos de tecido sem proteólise da matriz extracelular[50].

Exemplos : Tumores hematopoiéticos como a leucemia, o linfoma, os carcinomas de pequenas células do pulmão e os tumores neuroectodémicos

ii)   Migração mesenquimal:

Quando as saliências do citoesqueleto e as capacidades de adesão estão fortemente desenvolvidas, as células invasoras adoptam uma morfologia alongada em forma de fuso com adesão focalizada à matriz celular e atividade proteolítica em relação a substratos extracelulares. As proteínas focalizadas na superfície celular geram pequenas microfaixas através das quais as células subsequentes podem seguir[50].

Exemplo: Sarcomas de tecidos moles.

iii)   Fluxo multicelular:

Quando as células individuais se movem umas a seguir às outras utilizando o mesmo trajeto no interior do tecido, é designado por fluxo multicelular. Isto ocorre quando as células individuais são quimiotacticamente atraídas por uma determinada fonte ou seguem conjuntamente as microfaixas presentes no tecido conjuntivo. Nas neoplasias, o fluxo multicelular é frequentemente representado em cadeias ou em forma de enxame[50].

Exemplos: Doenças malignas hematológicas e sólidas.

b) Invasão celular colectiva:

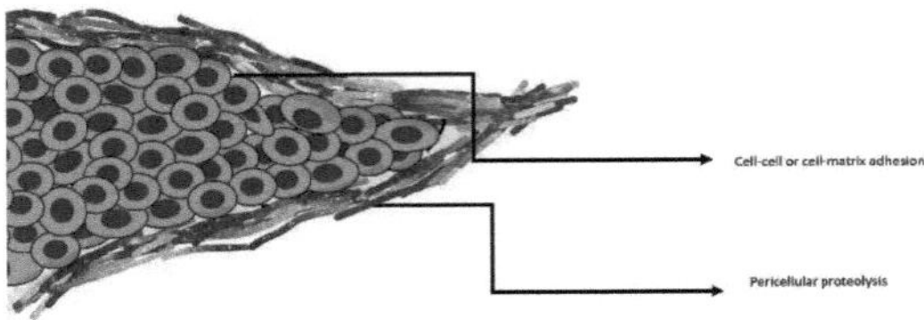

Figura 7: Mecanismos de migração celular colectiva

A invasão colectiva exige que a adesão célula-célula e a coordenação multicelular ocorram em simultâneo com a migração, o que resulta em grupos e filamentos multicelulares que se originam na interface entre o tumor e o estroma. Por exemplo, um grupo de células pode formar aglomerados, filamentos sólidos, ficheiros ou mesmo formar um lúmen interno[51]. Três caraterísticas marcantes da invasão celular colectiva são as seguintes[51].

❖ Em primeiro lugar, as junções célula-célula permanecem intactas durante o movimento

❖ Em segundo lugar, a coordenação multicelular da polaridade e da atividade do citoesqueleto gera a força de tração necessária para o movimento coletivo das células.

❖ Em terceiro lugar, a invasão celular colectiva envolve a remodelação da matriz extracelular (MEC) e a reorganização da membrana basal.

Os tipos de invasão celular colectiva são múltiplos, incluindo a formação de uma monocamada que permite a invasão bidimensional ou a formação de cadeias de células para a invasão tridimensional ou mesmo a separação de um grupo de células invasoras colectivas do tumor inicial[51].

MECANISMOS BÁSICOS DA CASCATA METASTÁTICA:

Após a invasão e a migração, o processo seguinte é a metástase. A metástase é um processo complexo em várias etapas, no qual as células cancerosas se dissociam do tumor primário, invadem os tecidos adjacentes e são transportadas através da circulação ou do sistema linfático para órgãos distantes, onde estabelecem uma nova colónia metastática através da interação com o microambiente do hospedeiro. Assim, pensa-se que a matriz extracelular, as moléculas de adesão e o citoesqueleto desempenham um papel fundamental na iniciação, desenvolvimento, disseminação e crescimento dos tumores metastáticos[53].

A cascata metastática pode ser subdividida em duas grandes fases

 a. Invasão da matriz extracelular

 b. Disseminação vascular e homing de células tumorais[47]

a) Invasão da matriz extracelular:

Um carcinoma tem de romper a membrana basal subjacente e, em seguida, atravessar o tecido conjuntivo intersticial e, por fim, aceder à circulação. A invasão da matriz extracelular inicia a cascata metastática e é um processo ativo que pode ser dividido em quatro etapas[47].

 i. Afrouxamento da ligação intercelular entre as células tumorais

 ii. Degradação local da membrana basal e do tecido conjuntivo intersticial

 iii. Alterações na ligação das células tumorais às proteínas da matriz extracelular

 iv. Locomoção.

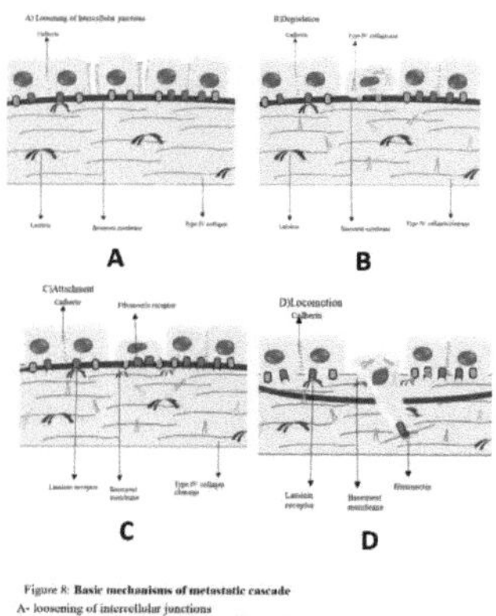

Figure 8: Basic mechanisms of metastatic cascade
A- loosening of intercellular junctions
B- Degradation of basement membrane and interstitial connective tissue
C-Changes in the attachment of tumour cells to extra cellular matrix proteins.
D-Locomotion

A) Afrouxamento das ligações intercelulares entre as células tumorais:

A E-caderina actua como cola para as pontes intercelulares e a β-catenina liga-se às proteínas citoplasmáticas. A E-caderina também funciona como sinal anti-crescimento, sequestrando a β-catenina. Na maioria dos cancros epiteliais, a função da E-caderina perde-se devido a

❖ Inativação mutacional dos genes da E-Caderina

❖ Ativação do gene da β-catenina

❖ Expressão inadequada dos factores de transcrição SNAIL e TWIST[47].

B) Degradação local da membrana basal e do tecido conjuntivo intersticial

As células tumorais podem segregar elas próprias enzimas proteolíticas ou estimular as células do estroma, como os fibroblastos e as células inflamatórias, a segregar enzimas proteolíticas. Várias proteases diferentes, como as metaloproteinases da matriz (MMPs), a catepsina D e o ativador do plasminogénio da uroquinase, são segregadas pelo tumor e pelas células do estroma.

As metaloproteinases de matriz regulam a invasão tumoral através da remodelação de componentes insolúveis da membrana basal e da matriz intersticial e também através da libertação de factores de crescimento sequestrados na MEC. Por exemplo, a MMP-9 é uma gelatinase que cliva o colagénio de tipo IV da membrana basal epitelial e vascular e também estimula a libertação de VEGF dos reservatórios sequestrados da MEC[47].

C) Alterações na ligação das células tumorais às proteínas da matriz extracelular:

As células epiteliais normais possuem receptores de integrina e de colagénio para a laminina da membrana basal e para a polarização celular, respetivamente. Além disso, os receptores também ajudam a manter as células num estado de repouso e diferenciado. A perda de adesão destas células resulta em apoptose, enquanto as células tumorais são resistentes à morte[48]. Além disso, a própria matriz é modificada para promover a invasão e a metástase. Por exemplo, a MMP-2 ou a MMP-9 clivam a proteína da membrana basal e estimulam a migração[47].

D) Locomoção:

Esta etapa é o processo final de invasão. Nesta etapa, as células tumorais propulsoras atravessam a membrana basal degradada e a proteólise das proteínas da matriz. A migração é um processo complexo e multifásico que acaba por colidir com o citoesqueleto de actina[48]. Este movimento é potenciado por citocinas derivadas de células tumorais, produtos de clivagem de componentes da matriz e alguns factores de crescimento[47].

b) Disseminação vascular e homing de células tumorais.

As células tumorais possuem a propriedade invasiva e, por isso, entram na circulação. Este processo ocorre numa série de quatro etapas cruciais[54]:

1.

2. Circulação

3. Extravasamento

4. Proliferação e angiogénese (colonização metastática)

1. intravasamento

A intrusão de células cancerosas nos vasos sanguíneos e linfáticos é designada por intravasamento. Após a fixação nas CE através de moléculas de adesão, as células neoplásicas segregam enzimas proteolíticas que lhes permitem infiltrar-se no vaso sanguíneo[55].

O sistema linfático recolhe o líquido intersticial e transporta-o através dos gânglios linfáticos e dos vasos linfáticos para a circulação (sanguínea). Assim, as células cancerosas podem chegar direta ou indiretamente (através dos vasos linfáticos) à circulação, desde que não persistam no gânglio linfático seguinte. As primeiras metástases encontram-se frequentemente nos gânglios linfáticos que, por isso, são de grande importância para o estadiamento e o prognóstico do tumor[55].

Todos os carcinomas, exceto alguns, metastizam através dos vasos linfáticos, uma vez que estes constituem a via de menor resistência. A expressão de VEGF-C impulsiona a linfangiogénese e a sua expressão é elevada em vários carcinomas[55].

2) Circulação:

A circulação no sangue é outra etapa crítica da metástase. Normalmente, estão presentes na circulação certos factores e condições que podem ser tóxicos para as células tumorais.   São eles[56]:

* ❖ Ausência de factores de crescimento exógenos
* ❖ Forças de cisalhamento elevadas das arteríolas ou capilares
* ❖ Elevada concentração de oxigénio e linfócitos

As células neoplásicas antagonizam estas condições tóxicas através dos seguintes mecanismos[56].

❖ Formação de microêmbolos -

Aglutinações de células tumorais com trombócitos e eritrócitos

* ❖ Os factores tecidulares, que são proteínas especiais no plasma, iniciam uma cascata de aglutinação que ativa ainda mais a trombina, levando à conversão do fibrinogénio em fibrina.
* ❖ As células tumorais interagem com as plaquetas sanguíneas e formam êmbolos relativamente grandes[56].

3) Extravasamento:

As células cancerosas sobrevivem na circulação nestas condições desfavoráveis e atingem os vasos sanguíneos venosos maiores. Estas células tumorais são transportadas pela corrente sanguínea e atingem a rede capilar dos pulmões[57].

As células cancerosas não são muito elásticas e formam frequentemente microtrombos. Assim, podem ficar presas nas arteríolas. Além disso, as células cancerosas podem evitar a rede capilar através de "shunts artério-venosos" [58].

Quando as células cancerígenas deixam os capilares pulmonares e atingem os vasos arteriais gerais, podem migrar para vários tipos de tecido corporal. O extravasamento pode ocorrer quando as células começam a proliferar no lúmen de um vaso. Devido ao crescimento do tumor, a parede do vaso é destruída e, assim, o caminho das células cancerígenas para o tecido do órgão é aberto. Também podem penetrar num órgão através da degradação do endotélio e da membrana basal por proteólise[59].

O extravasamento de células cancerígenas é um processo com várias etapas. A primeira etapa consiste na adesão transitória das células cancerosas ao endotélio. Envolve moléculas de adesão endotelial, como a E-selectina e a P-selectina, e os seus contra-receptores presentes nas células cancerosas. Esta fase está associada ao rolamento das células cancerosas no endotélio. A segunda etapa consiste numa adesão mais firme das células cancerosas às CE. É mediada por quimio-atractores e moléculas de adesão celular no endotélio e por integrinas nas células cancerígenas. A terceira etapa é caracterizada pelo extravasamento das células cancerosas através das junções célula-célula endoteliais[59].

As células tumorais, uma vez extravasadas, metastizam para órgãos específicos. As quimiocinas também desempenham um papel muito importante na determinação dos tecidos-alvo das metástases[47]. O local de aparecimento das metástases depende de dois factores:

❖ A localização anatómica e a drenagem vascular do tumor primário.

❖ O tropismo de um determinado tumor para tecidos específicos.

Este tropismo do organismo pode estar relacionado com os seguintes mecanismos:

❖ As células tumorais podem ter moléculas de adesão cujos ligandos são expressos nas células endoteliais do órgão alvo[47].

❖ As quimiocinas desempenham um papel importante na determinação dos tecidos-alvo das metástases. Por exemplo, o CXCR4 foi implicado no tumor da mama, que é um fator quimiotático para o extravasamento de células tumorais[47].

❖ Em alguns casos, o tecido alvo pode ser um ambiente não permissivo para o crescimento de células tumorais. Por exemplo, o músculo esquelético e o baço são locais raros de metástases[47].

COLONIZAÇÃO METASTÁTICA

As células de carcinoma extravasadas têm de sobreviver no microambiente estranho que encontram no parênquima de tecidos distantes. O microambiente no local metastático é normalmente muito diferente do presente no local de formação do tumor primário. Estas diferenças microambientais podem incluir os tipos de células estromais, os constituintes da MEC, os factores de crescimento e as citocinas disponíveis e até a microarquitectura do próprio tecido [60].

Os tumores primários libertam sinais sistémicos, antes da chegada das células cancerígenas aos locais metastáticos denominados "nicho pré-metastático". As células tumorais utilizam mecanismos complexos para modificar os microambientes estranhos e permitir a sua sobrevivência nestes locais ectópicos[61].

Após a colonização e a primeira proliferação dos tumores secundários, ocorre a neoangiogénese. A é a formação de novos vasos sanguíneos na direção de uma neoplasia para lhe fornecer nutrientes e remover os resíduos metabólicos[62].

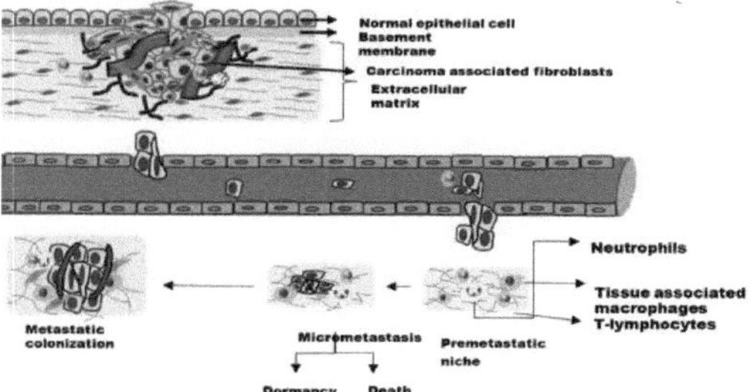

Figura 9: Etapas básicas da metástase.

Em conclusão, a cascata metastática representa um processo de várias etapas que inclui a invasão local das células tumorais, a entrada na vasculatura seguida da saída das células cancerígenas

PATOGÉNESE MOLECULAR DA INVASÃO E DAS METÁSTASES

O processo metastático é composto por uma série de eventos sequenciais para que as células tumorais metastizem para órgãos distantes, a chamada cascata metastática. Este processo contribui para a complexidade do cancro enquanto doença multiplex. Durante a cascata metastática, as alterações na adesão célula-célula e célula-matriz são de extrema importância[63].

Em primeiro lugar, as células tumorais devem destacar-se do tumor primário e disseminar-se para órgãos distantes. Para sobreviverem, as células epiteliais normais necessitam de uma ligação célula-célula e de uma ligação célula-matriz. Se estas adesões se perderem, a célula sofre apoptose ou anoikis. As células metastáticas têm de desenvolver um mecanismo para se adaptarem e sobreviverem, quando a adesão celular é perdida ou separada da MEC ou resistindo à apoptose[64].

Sabe-se que nem todas as células tumorais são capazes de metastizar e que nem todas as células de um tumor metastático são capazes de metastizar. As quatro sequências essenciais utilizadas no processo de metastização são a adesão, o desprendimento, a invasão e a migração. Estes processos são distintos, complexos e inter-relacionados[65].

ADESÃO CELULAR:

A adesão celular refere-se à ligação das células entre si, bem como com o meio envolvente que é a matriz extracelular. As células estão ligadas umas às outras através de junções apertadas, junções de hiato e junções aderentes. A motilidade da célula é determinada por estas aderências celulares estreitas e a separação ou desaderência das células tumorais conduz à metástase do cancro [6(6)].

Devido à regulação positiva ou negativa das proteínas TJ relevantes, ocorrem alterações nas células tumorais que resultam na perda de adesão célula-célula, na inibição do contacto celular, na perda de adesão à membrana basal e na degradação da membrana basal, conduzindo a um crescimento descontrolado[65,6(6)].

O HGF/SF (fator de crescimento dos hepatócitos), uma citocina segregada pelas células estromais, é capaz de modular a expressão e a função das moléculas TJ e é importante para o desenvolvimento e a progressão do cancro. A Q-PCR mostrou que o HGF modulava os níveis de várias moléculas TJ, como a ocludina, a claudina-1 e a -5 [6].

CADERNO:

As caderinas são uma superfamília de glicoproteínas transmembranares que medeiam a adesão celular. Foram registadas mais de 20 moléculas de caderina, tais como a caderina-E nas células epiteliais, as caderinas-N nas células mesenquimatosas (estromais), a caderina VE, as caderinas-P e R nos tecidos endoteliais vasculares, placentários e retinianos, respetivamente. Duas caderinas do mesmo tipo na célula adjacente ligam-se de forma não covalente e mantêm as células firmemente unidas[67].

A caderina é uma glicoproteína transmembranar que se encontra entre duas células epiteliais e que mantém as duas células unidas. A E-caderina é constituída por um domínio extracelular e um domínio intracelular. O domínio extracelular tem cinco repetições e sítios de ligação ao cálcio. Os iões de cálcio mantêm unidos os domínios extracelulares de duas células adjacentes. O domínio intercelular está ligado aos filamentos do citoesqueleto, como a α-actinina, a vinculina e a actina, através de proteínas de ligação como a α-catenina, a β-catenina, a gama-catenina e a p120-catenina. O complexo E-caderina-catenina não só estabiliza a adesão célula-célula como também desencadeia a transdução de sinais a jusante, incluindo as vias Rho, GTPases, P13K e MAPK[68].

A modificação e a perturbação da E-caderina-catenina reduzem a adesão celular e constituem a fase inicial do cancro. A perturbação ou a desregulação da E-caderina deve-se às seguintes causas[69]:

❖ Redução ou perda da E-caderina por factores genéticos ou epigenéticos.

❖ Desprendimento de E-caderina

❖ Redistribuição da E-Caderina por diferentes locais da célula.

❖ Competição por sítios de ligação de outras proteínas [69].

As consequências da desregulação ou da diminuição do nível de E-caderina conduzem a uma ligação célula-célula frouxa que permite que as células tumorais se disseminem e metastizem. A perda de E-caderina provoca a rutura da morfologia epitelial, que se encontra no cancro da próstata, da mama e do fígado. A expressão da E-caderina está desregulada na maioria dos cancros epiteliais[67].

N-A caderina é uma das caderinas mesenquimatosas segregadas pelos fibroblastos do estroma, tendo-se verificado que está aumentada no cancro da próstata, da mama e do fígado. A N-caderina promove a migração celular e as metástases, independentemente da E-caderina. A regulação negativa da E-caderina e a regulação positiva da N-caderina reduzem a adesão das células epiteliais cancerosas, aumentam a adesão das células estromais e conduzem à subsequente invasão das células tumorais[67,].

NECTINS:

As nectinas são proteínas transmembranares que se encontram tanto nas junções apertadas como nas junções aderentes. Durante o processo inicial de contactos célula-célula, as nectinas acumulam-se primeiro nos contactos, seguidas pelas caderinas, o que sugere que as nectinas podem ajudar na localização das junções celulares. Assim, as nectinas mostram uma cooperação importante com as caderinas clássicas na geração de contactos célula-célula[70,71].

INTEGRINAS:

As integrinas são membros da família das glicoproteínas que formam receptores heterodiméricos para moléculas extracelulares como a fibronectina, a laminina, o colagénio, o fibronogénio e a vitronectina. As integrinas funcionam como receptores de adesão para ligandos extracelulares e transduzem sinais bioquímicos para o interior da célula, através de proteínas efectoras a jusante. De forma notável, funcionam bidireccionalmente, o que significa que podem transmitir informações tanto de fora para dentro como de dentro para fora [67]. A transmissão bidirecional de sinais é mediada por moléculas de sinalização activadas pelas integrinas, tais como a quinase de adesão focal (FAK), a fosfatidilionistal 13-quinase (P13K), a quinase 1 e 2 regulada por sinais extracelulares e a família das proteínas quinase activadas por mitogéneos, para regular a proliferação celular, a migração e a apoptose das células tumorais e endoteliais. Por conseguinte, as integrinas não estão apenas envolvidas na adesão celular, mas também na migração e invasão. São importantes na regulação de outros processos biológicos, como a proliferação, a sobrevivência, a diferenciação e a apoptose, através de vias de sinalização a jusante mediadas pelas integrinas[67].

Durante a diferenciação e a metástase do cancro, a sua regulação positiva está associada à invasividade do cancro. As subunidades $\alpha 3$, $\alpha 5$, $\alpha 6$, αv, $\beta 1$, $\beta 3$ são expressas em metástases e podem ser utilizadas como indicadores de metástases. As integrinas também facilitam o processo de metástases através da degradação proteolítica da membrana basal através da ativação da metaloproteinase da matriz. Além disso, as integrinas regulam a motilidade do tumor através da via de sinalização Rho. Além disso, as integrinas promovem a invasão através da ativação de P13K e Src, que é um proto-oncogene que codifica uma tirosina quinase[72].

SELECTINS:

As selectinas são moléculas de adesão celular vascular envolvidas na adesão de plaquetas, leucócitos e células endoteliais que medeiam o tráfico e a homeostasia dos leucócitos. As selectinas estão também envolvidas no processo de resposta imunitária, reparação de feridas, inflamação e hemostase[67]. Estudos demonstraram que qualquer uma das selectinas, como a P, a L ou a E, está envolvida nos carcinomas humanos. A ausência de selectinas L, que são expressas nas superfícies celulares dos leucócitos, atenua o processo metastático. A inibição ou a regulação negativa da expressão de E-selectina resulta na atenuação da metástase hepática, enquanto a regulação positiva redirecciona a metástase para o fígado [67].

DESMOSOMAS:

Os desmossomas são junções intercelulares que proporcionam uma forte adesão entre as células. Como também se ligam intracelularmente aos filamentos intermédios, formam as ligações adesivas numa rede que dá força mecânica aos tecidos. Assim, os desmossomas são particularmente abundantes em tecidos como a epiderme e o miocárdio, que são continuamente agredidos por forças mecânicas. A principal função dos desmossomas é a adesão e a manutenção da integridade dos tecidos. Os sintomas que ocorrem nas doenças humanas que têm como alvo os desmossomas resultam principalmente da perda de adesão ou da modulação das vias de sinalização que envolvem os desmossomas não são claros[73].

MOLÉCULAS DE ADESÃO CELULAR DA SUPERFAMÍLIA DA IMUNOGLOBINA:

A superfamília Ig é um grande grupo de moléculas de superfície celular que inclui membros como[74]:

- Moléculas de adesão de células vasculares (**VCAM**)
- Moléculas de adesão de células neurais (**NCAM**)
- Moléculas de adesão intercelular (**ICAM**)
- Família da nectina e do tipo nectina (**Nec1**)

MOLÉCULAS DE ADESÃO CELULAR INTERCELULAR:

Dos quatro principais grupos de CAMs, as IgCAMs são o único grupo que funciona independentemente do cálcio. As ICAMs formam interações heterofílicas e homofílicas (respetivamente) com moléculas de adesão noutras células através de um domínio de haste extracitoplasmático rígido que contém pelo menos um domínio de charneira flexível [73.74]. A maioria dos ICAMs é expressa principalmente por células imunitárias e células endoteliais. Desempenham um papel muito importante no reconhecimento de antigénios, no tráfico de leucócitos e na formação e manutenção de junções entre células endoteliais [7)(3]. L1CAM, MCAM, ALCAM e NCAM foram encontrados regulados positivamente em células com perda de expressão de E-caderina. E associadas a um estado ativo e móvel que permite que um grupo de células se mova no melanoma e no carcinoma colorrectal[75.]

CD44:

A CD44 é uma glicoproteína transmembranar de passagem única envolvida na adesão célula-célula e célula-matriz e na sinalização celular. As CD44 são receptores de homing de linfócitos e desempenham um papel importante no homing de linfócitos, na inflamação, na sinalização celular, na adesão, na migração, na decomposição do hialuronano, na ativação de linfócitos, na linfangiogénese, na angiogénese e na eliminação de citocinas. As proteínas CD44 também regulam o crescimento, a diferenciação, a sobrevivência e a migração, que estão envolvidos na progressão do tumor e nas metástases[76].

O terminal N extracelular do CD44 medeia a ligação do seu ligando fisiológico HA às suas proteínas da matriz extracelular. Esta é a propriedade importante do CD44 e também um fator vital para a metástase. Por conseguinte, a inibição da ligação do HA ao CD44 parece interferir com os eventos que são críticos para o desenvolvimento do tumor, como a angiogénese, a inibição da apoptose e a invasão[77].

INTERACÇÃO CÉLULA-MATRIZ:

As células metastáticas têm a capacidade de resistir à apoptose, alterar a adesão célula-célula ou a adesão célula-matriz, alterar a polaridade, alterar a propriedade invasiva e migratória da célula tumoral, o que, em conjunto, é conhecido como transição epitelial-mesenquimal (EMT). A EMT é a propriedade caraterística das metástases[67,78].

As células epiteliais são células altamente diferenciadas, polarizadas e organizadas que se transformam em células indiferenciadas, isoladas e mesenquimatosas com propriedades migratórias e invasivas. Além disso, muitas células tumorais apresentam alterações morfológicas e fenotípicas durante a progressão do cancro. Para além da EMT, ocorre também a transição ameobóide colectiva (CAT) e a transição mesenquimal-ameobóide. A EMT permite que as células tenham propriedades invasivas e migratórias através da formação de pseudópodes, enquanto a CAT e a MAT permitem que as células tenham propriedades invasivas e migratórias através da formação de lamelópodes e filópodes[74].

A transição epitelial-menquimatosa é um processo transitório. Durante a EMT, a perda destas adesões intercelulares permite a separação física das células cancerosas do tumor primário.

Por conseguinte, a EMT é caracterizada pela perda combinada de proteínas de junção das células epiteliais, como a E-caderina, a-catenina, claudinas, ocludina e ZO-1, por um aumento da expressão de marcadores mesenquimatosos, como a N-caderina, vimentina e fibronectina, bem como pela reorganização do citoesqueleto, o que resulta coletivamente na perda da polaridade celular apical-basal e na obtenção de uma morfologia fusiforme[79].

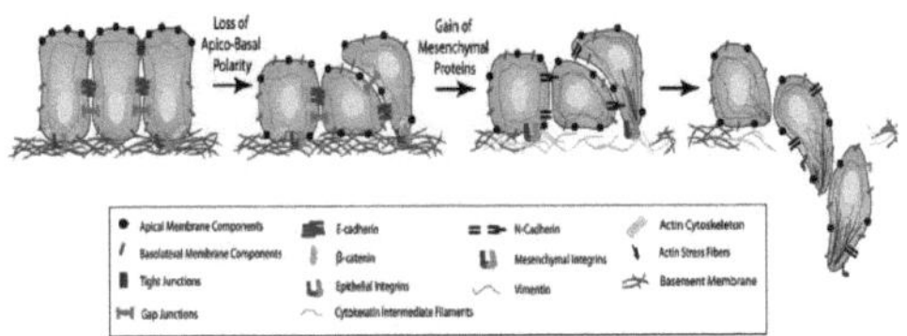

Figura 10: Transição epitelial mesenquimal

A perda da expressão da E-caderina nos tumores epiteliais resulta em cancros invasivos e metastáticos. A perda de E-caderina e o aumento da caderina mesenquimal, N-caderina, é necessária para que as células tumorais adquiram propriedades invasivas e é também uma caraterística da EMT[6].

Os factores de crescimento, tais como o fator de crescimento dos hepatócitos (HGF), o fator de crescimento epidérmico (EGF) e o fator de crescimento transformador β (TGFb), induzem a ativação a jusante de uma série de factores de transcrição indutores da EMT, incluindo Snail, Slug, Twist e zinc finger E-box binding homeobox 1 (ZEB1), provocando a transição epitelial-mesenquimal[6].

DESCOLAMENTO DE CÉLULAS:

É o primeiro passo necessário no processo de metástases. O descolamento celular é um processo pelo qual as células se separam maioritariamente da MEC. O desprendimento celular envolve forças mecânicas e clivagem mediada por proteólise. As forças mecânicas geradas pela contração impulsionada pela actomiosina contribuem para a dissociação da adesão tanto no local citosólico como no extracelular[76]. A dissociação citosólica das adesões celulares é mediada

- ❖ Por calpaína-cisteína proteases

- ❖ Por fosforilação/desfosforilação de proteínas adaptadoras cistólicas

- ❖ Por modificação pós-traducional das integrinas[76]

A dissociação extracelular das adesões celulares pode ser conseguida

- ❖ Por clivagem proteolítica da matriz por MMPs

- ❖ Através do desprendimento de receptores da matriz, como as integrinas[80].

Nas células epiteliais ou endoteliais normais, a separação das células da MEC inicia o processo de apoptose e acaba por morrer. No entanto, as células metastáticas devem adotar mecanismos pelos quais a célula tumoral resiste ao processo normal de apoptose. Estes mecanismos incluem a alteração das enzimas nas vias de sinalização que regulam a apoptose, como as pequenas GTPases, a tirosina quinase e outras quinases[79,80].

Para além da apoptose, existem outros mecanismos múltiplos, conhecidos como mecanismos independentes da apoptose, através dos quais as células morrem. As células cancerosas metastáticas evitam tanto a barreira dependente da apoptose como a barreira independente da apoptose para sobreviverem [79,80].

MIGRAÇÃO E INVASÃO CELULAR:

As células metastáticas penetram na membrana basal e na matriz extracelular através de dois mecanismos diferentes[67]:

- Migração de células mesenquimais

    - A migração mesenquimal é um mecanismo dependente de proteases em que as MMPs são utilizadas para degradar a MEC e criar vias para as células tumorais[67].

- Migração de células ameobóides

A migração ameboide é um mecanismo independente das proteases, em que a força mecânica é utilizada para abrir caminho na MEC. A invasão das células ameboides é considerada o fenótipo migratório mais rápido quando comparado com a invasão mesenquimal[67].

A maior parte dos cancros tem origem no epitélio. As células tumorais precisam de remodelar as adesões célula-célula e célula-matriz para obterem as propriedades migratórias e invasivas e invadirem os tecidos. Este processo é conseguido através da formação de protursões, tais como pseudópodes, lamelípodes, filópodes e invadopodes, na extremidade anterior das células móveis. As protursões são fundamentais para a migração e invasão através de forças mecânicas e actividades de proteases. A extremidade saliente entra em contacto com o meio envolvente, seguindo-se a contração da extremidade posterior[81].

Os lamelípodes e os filópodes são protrusões ricas em actina-F, observadas em células epiteliais normais, enquanto os invadopodes são observados principalmente em células metastáticas. A principal função dos invadopódios é a degradação da MEC por enzimas proteases[67,81].

Os invadopódios surgem quando a adesão celular e a MEC são concomitantemente degradadas. A formação de invadopódios é iniciada por factores de crescimento como o fator de crescimento epidérmico, o fator de crescimento derivado de plaquetas e o fator de crescimento transformador-β e a integrina α6β1. A sinalização do fator de crescimento ativa a via P13K, levando à ativação da Src, que por sua vez fosforila várias proteínas, incluindo a Tks (tirosina quinase), uma vez iniciada, ocorre a polimerização da actina. As proteínas envolvidas nesta polimerização são a cortactina e a MENA, que são reguladores-chave da polimerização da actina. A maturação envolve o recrutamento de Src Kinase, integrinas e proteases. Os invadopódios foram identificados em numerosas linhas celulares cancerígenas, incluindo melanoma maligno, cancro da mama, glioma e doenças malignas da cabeça e do pescoço [67,81].

Os cancros metastáticos podem invadir e migrar quer como células individuais quer como um grupo coletivo de células. Quando as células cancerosas migram como células individuais, podem utilizar a migração mesenquimal dependente de proteases ou a migração do tipo ameboide independente de proteases, enquanto a migração celular colectiva utiliza apenas a migração de células mesenquimais[67,82].

Em contraste com a migração de uma única célula, as células que migram coletivamente mantêm as suas junções célula-célula através da expressão contínua de moléculas de adesão. Migram sob a forma de folhas, filamentos, tubos ou aglomerados e podem permanecer ligadas ao tumor primário (invasão coordenada) ou mover-se como grupos ou aglomerados de células separadas (migração de coorte). Migram sob a forma de lençóis, filamentos, tubos ou aglomerados e podem permanecer ligados ao tumor primário (invasão coordenada) ou mover-se como grupos ou aglomerados de células destacadas (migração de coorte)[83].

A migração celular colectiva requer a geração de força para puxar as células da frente ou empurrá-las da retaguarda. Esta energia é fornecida por integrinas de ligação ao substrato nas células principais. Por conseguinte, o bordo de ataque exprime integrinas $\beta1$ e $\beta3$ para mediar complexos de adesão, a fim de se ligar a componentes da MEC, como a fibronectina. A ligação à MEC ativa as proteínas adaptadoras do citoesqueleto, como a cortactina, a vinculina, a paxilina e a talina[67,84].

VIAS DE SINALIZAÇÃO NA INVASÃO E METÁSTASE DO CANCRO:

As metástases do cancro incluem a transição epitelial-mesenquimal e a disseminação, a invasão e a migração celular, a resistência à apoptose, a angiogénese, a linfangiogénese, o intravasamento, a entrada em circulação, o extravasamento e o crescimento de tumores secundários. Os estudos sobre os complicados mecanismos celulares e moleculares da metástase do cancro podem propor possibilidades de interferir terapeuticamente com as vias de sinalização e, por conseguinte, inibir o tumor no local distante. Recentes descobertas elucidaram o papel da via de sinalização notch na metástase do cancro[82,84]

i. Via de sinalização Notch:

A via de sinalização Notch desempenha um papel muito importante no desenvolvimento e diferenciação celular. A sinalização Notch coordena uma vasta gama de processos fundamentais e programas celulares, incluindo a proliferação, a apoptose, a migração, o crescimento e a diferenciação. Estudos recentes demonstraram que a ativação aberrante da sinalização Notch está associada ao processo tumoral. A ativação aberrante da sinalização Notch induz a proliferação, a transição epitelial-mesenquimal e a metástase em certos tumores sólidos[82,85].

Sinalização Notch no cancro:

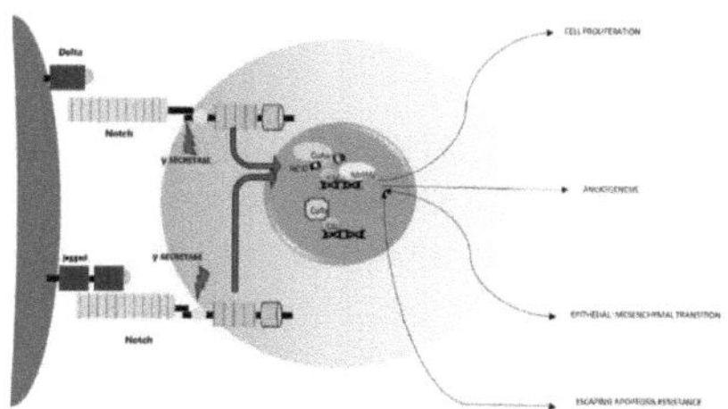

Figura 12: Sinalização Notch no cancro.

Os receptores Notch são activados pelas famílias de ligandos Delta-like e Jagged expressas nas células adjacentes. Após a proteólise mediada pela γ-secretase, as proteínas NICD translocam-se para o núcleo e ligam-se à proteína de ligação ao ADN CSL, tomando o lugar dos corepressores (CoRs). O NICD forma um complexo com a proteína de ligação ao ADN CSL e coactivadores (CoAs), levando à ativação transcricional dos genes alvo Notch. A ativação da sinalização Notch no microambiente tumoral pode promover a transição epitelial-mesenquimal (EMT), a resistência das células tumorais ao anoikis e manter a homeostasia da angiogénese, a morfologia das vasculaturas e a auto-renovação das células estaminais cancerosas (CSC)[86].

O papel oncogénico da via Notch foi demonstrado pela primeira vez na leucemia linfoblástica aguda de células T (T-ALL) com a identificação de uma translocação cromossómica que resultou na expressão de uma forma truncada e constitutivamente ativa da proteína Notch1 nas células T[87].A caraterização da sinalização Notch aberrante na leucemia de células T serviu de base para os investigadores explorarem a importância da via noutros tipos de cancro. A via Notch tem sido implicada na tumorigénese de vários tumores sólidos malignos, incluindo o adenocarcinoma do pulmão de células não pequenas, o melanoma, o carcinoma do ovário, o meduloblastoma e o sarcoma de Kaposi[8(8

NA TRANSIÇÃO EPITELIAL-MESENQUIMAL:

Os sinais de iniciação, como o HGF, o EGF e o fator de crescimento transformador β (TGF-β), resultam na regulação positiva dos factores de transcrição indutores da EMT, como o Snail, o Slug e o Twist . Slug, Snail e Twist têm sido implicados na influência da expressão de proteínas EMT e estão, por isso, ligados à metástase[89].

SINALIZAÇÃO GF/RAS/RAF/MEK/ERK

Biologia

A via de sinalização RAS/RAF/MEK/ERK está envolvida na regulação de diferentes processos celulares, incluindo a proliferação, a diferenciação, a sobrevivência e a motilidade celulares, e permite a transdução de sinais da superfície celular para o citoplasma e o núcleo. A sinalização aberrante conduz à iniciação e progressão do tumor[90].

Influência na cascata metastática:

A via RAS/RAF/MEK/ERK está envolvida na regulação da progressão do ciclo celular. A sobreexpressão de B-RAF leva à paragem do ciclo celular e à apoptose. Com a interferência dos factores de transcrição AP-1, Ets-1 e NF-κB, a sinalização RAS/RAF/MEK/ERK induz a expressão de proteases de degradação da matriz, MMP-1, -2, -3, -9 e uPa. O RAS (H-, K-, N-RAS) e os seus efectores a jusante aumentam a migração das células tumorais. A inibição da apoptose é outra consequência da sinalização RAS/RAF/MEK/ERK [(91

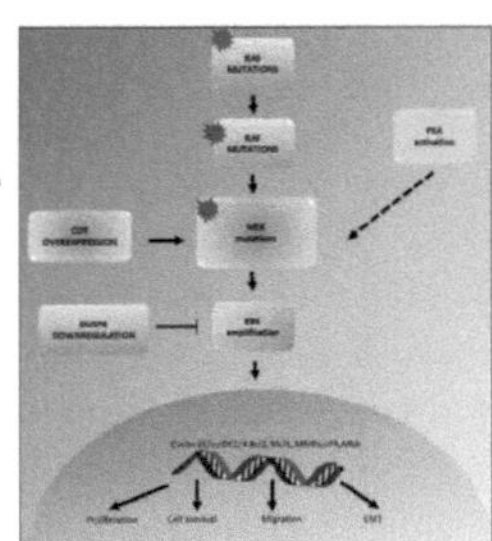

Figura 13: Via RAS/RAF/MEK/ERK:

Sinalização PI3K/Akt/mTOR

Biologia

A via de sinalização PI3K/Akt/mTOR promove o desenvolvimento do cancro, bem como as metástases.

Influência na cascata metastática

A sinalização PI3K/Akt/mTOR desencadeia a motilidade e a invasão das células tumorais. Ambos os complexos mTOR promovem a migração das células tumorais de diferentes formas[92]:

- O mTORC1 induz a migração e a invasão de células tumorais através do seu alvo a jusante, a p67 S6 quinase (S6K1) e a proteína de ligação ao fator de iniciação eucariótico 4E (4E-BP1). A invasividade é também conseguida através da regulação positiva das enzimas de remodelação da matriz, como a MMP-2/-9, a uPA e o inibidor do ativador do plasminogénio-1 (PAI-1).

- O mTORC2 regula o citoesqueleto de actina e a motilidade celular através da ativação de PKCα, GTPases e proteínas de adesão focal [92].

Para além da migração e da invasão, a sinalização PI3K/Akt/mTOR apoia a sobrevivência das células. Akt inativa diferentes fatores pró-apoptóticos, como Bad e procaspase-9, e inibe a expressão de genes pró-apoptóticos, como o ligante Fas (*FasL*)[92].

iv) Sinalização HGF/Met

Biologia

Em condições fisiológicas normais, o fator de crescimento dos hepatócitos (HGF) liga-se à tirosina quinase do recetor cMet e ativa múltiplas vias de sinalização que medeiam a embriogénese, a regeneração dos tecidos e a reparação de feridas. No cancro, a sinalização aberrante HGF/cMet leva a um aumento da migração celular, da sobrevivência e da progressão do tumor [93]

Influência na cascata metastática

A ativação da cMet e das suas moléculas a jusante tem vários efeitos na cascata de metástases. A invasão local é promovida pela ativação de PI3K/Akt/mTOR ou FAK e afecta a EMT, a invasão e a proliferação. O intravasamento é promovido pelo aumento da neoangiogénese. As vias envolvidas são STAT3, PI3K/Akt e RAS. Além disso, a cMet é um regulador chave do fator de transcrição HIF-1α. O HIF-1α também promove a neoangiogénese em tecidos hipóxicos [94].

V) Sinalização Wnt/β-Catenina

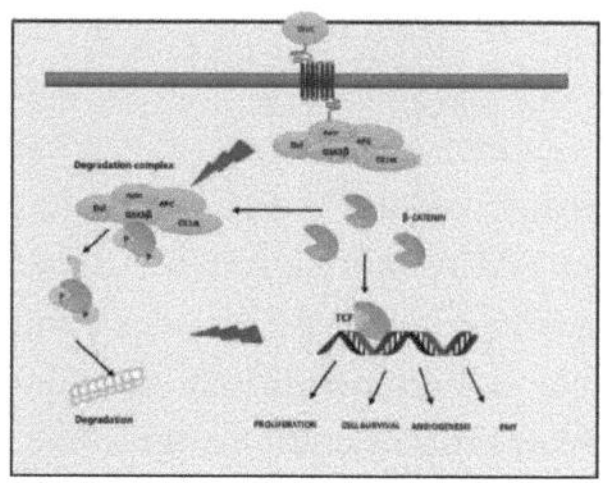

Figura 14:   Sinalização Wnt/β-Catenina

Biologia :

Durante o desenvolvimento embrionário, a sinalização Wnt desempenha um papel fundamental na regulação da proliferação celular, polaridade e determinação do destino celular.

Na ausência de sinalização Wnt, os níveis intracelulares de β-catenina são regulados através de um complexo multiproteico[95].

Influência na cascata metastática

A sinalização Wnt/β-catenina induz a EMT através da regulação positiva do Axin2, membro do complexo de destruição e alvo a jusante da sinalização Wnt. A regulação positiva do Axin2 leva à estabilização do fator de transcrição Snail. O Snail ativo reprime a expressão da E-caderina. Além disso, a transcrição mediada pela β-catenina induz a expressão de Slug, inibindo assim a transcrição da E-caderina. A perda de E-caderina no tumor resulta na libertação do seu parceiro de ligação β-catenina e, consequentemente, na redução da transcrição de E-caderina. A perda de E-caderina induz factores de transcrição como Twist e ZEB1 e permite a ocorrência de metástases ao induzir EMT, invasividade e resistência ao anoikis. O ZEB1 é indiretamente ativado pela sinalização Wnt através dos genes alvo Wnt ciclooxigenase-2 (*COX-2*) e *IGF*. A proliferação e a migração das células cancerosas, bem como das células endoteliais, são promovidas pela sinalização Wnt[96].

vi) **Sinalização VEGF**

Biologia

O VEGF, um mitogénio das células endoteliais, é capaz de induzir a angiogénese fisiológica e patológica. A ligação do VEGF leva à autofosforilação do recetor, resultando na ativação de vias de sinalização. Para além das células endoteliais, as células tumorais expressam receptores de VEGF e respondem à sinalização autócrina e parácrina do VEGF. A hipóxia é um estímulo importante para o aumento da produção de VEGF nas células tumorais. Tanto o STAT3 como o HIF-1α ligam-se ao promotor do VEGF e induzem a transcrição do VEGF em resposta à hipoxia[96]

Influência na cascata metastática

A via do VEGF é um regulador central da angiogénese no processo de disseminação metastática. O VEGFR-2 é o recetor predominante que medeia a sinalização do VEGF nas células endoteliais e, por conseguinte, a angiogénese mediada pelo VEGF. A sinalização VEGR-2/VEGF-A nas células endoteliais induz a proliferação através da sinalização MAPK e a migração através da sinalização FAK/paxilina, p38/MAPK e PI3K. A sinalização PI3K/Akt mediada pelo VEGF também sustenta a sobrevivência das células endoteliais e a expressão da eNOS. A FAK/paxilina aumenta a permeabilidade vascular[97]. Nas células tumorais, a sinalização do VEGFR-1 promove o crescimento, a migração e a invasão das células tumorais, estimulando a ativação da ERK-1/-2, bem como da c-Jun NH_2-terminal kinase (JNK). A expressão autócrina do VEGF é caraterística dos carcinomas pouco diferenciados e pode promover o crescimento, a sobrevivência, a migração e a invasão das células cancerígenas. Além disso, foi demonstrado que a EMT é induzida em células epiteliais normais e em células de carcinoma diferenciadas através do VEGF. A ativação do VEGFR-3 em células endoteliais linfáticas induz a proliferação e migração celular e a proteção contra a apoptose[97].

A disseminação metastática de células cancerígenas é um processo complexo com inúmeros genes e vias diferentes envolvidos. As células cancerosas têm de passar por um processo de várias etapas para atingir o potencial metastático, formando finalmente metástases em órgãos distantes.

RECENTES MEIOS DE DIAGNÓSTICO EM INVASÃO E METÁSTASES:

O cancro que se espalhou do local primário para outros locais do corpo é geralmente designado por cancro avançado. Quando o cancro se espalhou apenas para os tecidos ou gânglios linfáticos próximos, é designado por cancro localmente avançado. Quando o cancro se espalha para outras partes do corpo, é designado por cancro metastático. O fígado, os pulmões, os gânglios linfáticos e os ossos são áreas comuns de metástases.

AUXILIARES DE DIAGNÓSTICO NO CANCRO METASTÁTICO:

TÉCNICAS DE IMAGIOLOGIA:

Radiografia:

Uma radiografia é uma forma de criar uma imagem das estruturas no interior do corpo, utilizando uma pequena quantidade de radiação. Uma radiografia do tórax pode ser utilizada para procurar cancro que se tenha espalhado para os pulmões[98].

Cintilografia óssea :

Uma cintilografia óssea pode ser utilizada para procurar a disseminação do cancro para os ossos. O exame utiliza um marcador radioativo para observar o interior dos ossos. O marcador é injetado na veia do doente. Acumula-se em zonas do osso e é detectado por uma câmara especial. O osso saudável aparece radiopaco, enquanto o cancro ósseo aparece escuro[98].

Tomografia computorizada (TC ou TAC):

A tomografia computorizada pode ser utilizada para procurar tumores em órgãos fora do local primário. Normalmente, o cancro metastático é observado nos seios, como o pulmão, o fígado, os ossos e os gânglios linfáticos. A TAC tira fotografias do interior do corpo utilizando raios X tirados de diferentes ângulos. Um computador combina estas imagens numa imagem tridimensional detalhada que mostra quaisquer anomalias ou tumores. A TAC pode ser utilizada para medir o tamanho do tumor. Por vezes, é administrado um corante especial, chamado meio de contraste, antes da tomografia, para obter um melhor pormenor na imagem. O corante pode ser injetado na veia do doente e/ou administrado sob a forma de um líquido para engolir[98]

Tomografia por emissão de positrões (PET) ou PET-CT :

A PET-CT também pode ser utilizada para descobrir se o cancro se espalhou para órgãos fora do cancro primário. A PET é normalmente combinada com uma TAC, denominada PET-CT[98].

A PET scan é uma forma de criar imagens de órgãos e tecidos no interior do corpo. É injectada no corpo do doente uma pequena quantidade de uma substância açucarada radioactiva. Esta substância açucarada é absorvida pelas células que utilizam mais energia. Como o cancro tende a utilizar ativamente a energia, absorve mais da substância radioactiva. Um scanner detecta então esta substância para produzir imagens do interior do corpo[98].

As áreas mais activas aparecem como pontos brilhantes, e a intensidade do brilho pode ser medida para descrever melhor essas áreas. A PET-CT pode também ser utilizada para medir o tamanho dos tumores e para determinar com maior exatidão a localização dos pontos brilhantes. A PET-CT também mostra quaisquer anomalias no osso, à semelhança de uma cintigrafia óssea[98].

Imagem por ressonância magnética (MRI):

A ressonância magnética utiliza campos magnéticos para produzir imagens pormenorizadas do corpo. A RM pode ser utilizada para medir o tamanho do tumor. Antes do exame, é administrado um corante especial chamado meio de contraste para criar uma imagem mais nítida. Este corante é normalmente injetado na veia do doente[98].

Análises ao sangue

Análises químicas do soro sanguíneo

Estas análises são frequentemente feitas para analisar os minerais no sangue, como o potássio e o cálcio, e proteínas especializadas chamadas enzimas, que podem estar anormais se o cancro se tiver espalhado. Estas análises também podem avaliar o bom funcionamento do fígado e dos rins. Embora os resultados destas análises possam ser anormais se o cancro se tiver espalhado pelo corpo, muitas doenças não cancerosas também causam alterações nos resultados das análises[98].

Hemograma completo (CBC)

O hemograma mede o número de diferentes tipos de células, como os glóbulos vermelhos e os glóbulos brancos, através da análise de uma amostra de sangue. É feito para garantir que a medula óssea está a funcionar bem[98].

Testes de marcadores tumorais no sangue.

Os marcadores tumorais séricos ou biomarcadores são proteínas tumorais presentes no sangue de uma pessoa. Níveis mais elevados de um marcador tumoral sérico podem ser devidos a cancro ou a uma doença não cancerosa. Alguns cancros têm análises sanguíneas específicas que podem ser úteis para acompanhar a doença depois de esta ter sido diagnosticada. Se estes níveis aumentarem, pode ser uma indicação de que a doença está ativa ou a progredir. Alguns exemplos são[98]

- Cancro do cólon: CEA (antigénio carcinoembrionário)
- Cancro do ovário: CA-125
- Cancro da próstata: PSA (antigénio específico da próstata)
- Cancro dos testículos: AFP (alfa-feto-proteína), HCG (gonadotrofina coriónica humana)
- cancro da mama metastático: antigénio 15-3 do cancro (CA 15-3), antigénio 27.29 do cancro (CA 27.29) e/ou antigénio carcinoembrionário (CEA)

Marcador tumoral:

A análise dos marcadores tumorais pode ser útil para monitorizar o crescimento da doença recorrente ou metastática, juntamente com os sintomas e os exames imagiológicos. A diminuição dos níveis dos marcadores tumorais significa geralmente que o tratamento está a funcionar para reduzir o cancro[98].

As moléculas de adesão celular (CAM) regulam a adesão célula-célula e célula-matriz e estão implicadas em quase todas as fases da metástase, pelo que as alterações nos níveis normais de CAM, como a E-caderina, serão significativas na progressão do tumor. É também um facto conhecido que a metástase do cancro se deve igualmente a alterações nas moléculas da matriz celular. A aquisição de um fenótipo de células do tipo mesenquimal (transição epitelial-mesenquimal) constitui uma das principais caraterísticas da progressão metastática da maioria dos carcinomas[6]. Verificou-se que vários biomarcadores são indicadores úteis da EMT. Estes são enumerados a seguir:

MARCADORES	PAPEL NO INTERIOR DA CÉLULA EPITELIAL
Epitelial	
E-caderina	Adesão célula-célula; aumento da invasão de células tumorais; inversamente correlacionado com metástases
Claudins	Claudina-1: recorrência da doença no cancro colorrectal; as alterações nas Claudinas são um evento precoce no adenocarcinoma do esófago
Occludina	Diminuída no cancro da mama metastático;
Desmoplaquina	Ausência ou distribuição alterada no cancro da mama;
Citoqueratinas	Reduzido no cancro da mama; níveis reduzidos em linhas celulares agressivas de cancro da mama
Mucina	MUC4 promove a metástase em células de cancro do ovário
ZO-1	Diminuição associada a mau prognóstico no cancro da mama
Mesenquimatoso	
Fibronectina	Ligado à progressão do cancro da mama
Vimentina	Expressão associada a um mau prognóstico e/ou a uma tendência para desenvolver metástases no cancro da mama
FSP-1	Expressão elevada associada a uma maior agressividade das células cancerígenas; progressão do cancro da mama
N-caderina	Promotor da motilidade e invasão celular
Beta-catenina	Regulador da adesão celular; a -catenina nuclear ativa o LEF-1 para induzir a EMT; papel transcricional na progressão da EMT
Snail	Metástases nos gânglios linfáticos no cancro da mama; metástases à distância
Lesma	Metástases e recidivas; metástases nos gânglios linfáticos
Torcer	Promove a invasão de GBM
SIP I	Repressor da E-caderina;
DDR 2	Ativa as MMPs para clivar a MEC
Zeb 1	Mau prognóstico no cancro do útero; regulação negativa da E-caderina no cancro do cólon

Fonte: Martin TA, Ye L, Sanders JA, Lane J, Jiang GW. Invasão e Metástase do Cancro: Molecular and Cellular Perspective. Cancro Metastático: Sistema integrado de órgãos e abordagem biológica, 2012 Landes Bioscience

Os marcadores tumorais não devem ser utilizados como um teste único para monitorizar uma recorrência, uma vez que este teste não parece melhorar as hipóteses de recuperação do doente. Existem vários marcadores tumorais que são menos específicos e, por isso, não são utilizados como uma ferramenta para o diagnóstico de metástases[99].

Analisar o cancro

Um dos exames mais importantes quando alguém é diagnosticado com cancro da mama metastático é uma biopsia ao tumor. A biopsia consiste na remoção de uma pequena quantidade de tecido para ser examinado ao microscópio. A biopsia pode ser efectuada em muitas partes do corpo, incluindo gânglios linfáticos, pulmões, fígado, ossos, pele ou fluidos corporais. O procedimento é normalmente realizado com a orientação de uma TAC ou de uma ecografia[98].

Testes de diagnóstico molecular no cancro metastático

A doença metastática pode resultar de vários tipos e combinações de alterações genómicas. Polimorfismos de nucleótido único (SNP), duplicações, inserções e supressões de um ou alguns nucleótidos e variações estruturais maiores, incluindo rearranjos e fusões de genes, podem resultar em alterações de aminoácidos, proteínas truncadas ou de fusão e alterações na expressão e função globais da proteína. Nos últimos anos, as técnicas de diagnóstico molecular estão a tornar-se populares, uma vez que ajudam a identificar as caraterísticas moleculares de cada tumor e têm encontrado o seu caminho na aplicação clínica [100].

FERRAMENTAS MOLECULARES NO CANCRO METASTÁTICO:

O primeiro passo no tratamento de um novo doente com doença metastática consiste em identificar um único diagnóstico confirmado do tipo e subtipo de tumor. Normalmente, este diagnóstico é efectuado através de técnicas patológicas padrão, como o exame morfológico e a imunohistoquímica (IHC).

Sequenciação de nova geração (NGS):

Uma ferramenta desenvolvida mais recentemente para a caraterização de biomarcadores é a sequenciação de nova geração (NGS). A NGS permite a interrogação simultânea de milhares de variantes de múltiplos genes numa determinada amostra de tumor. Estes dados continuarão a expandir os nossos conhecimentos sobre as complexas relações genómicas que conduzem à tumorigénese e aos mecanismos de resistência terapêutica. O NGS é particularmente útil na identificação de mutações na população celular genomicamente heterogénea da maioria dos tumores. Além disso, o NGS deve ser integrado com outras metodologias de ensaio (por exemplo, FISH, expressão de ARN, expressão de proteínas) para obter uma imagem completa das alterações genómicas[101].

Técnicas mais recentes:

Os ensaios de células tumorais circulantes (CTC) foram desenvolvidos como marcadores prognósticos e preditivos na doença metastática. Por exemplo, a quantificação de CTCs foi correlacionada com a sobrevivência, as mutações genéticas nas CTCs fornecem informações sobre a gravidade da doença quando comparadas com o tumor primário e as alterações nas CTCs durante o tratamento estão associadas à eficácia do tratamento[102].

ABORDAGEM TERAPÊUTICA DO CANCRO METASTÁTICO:

As terapêuticas convencionais dirigidas à célula tumoral primária não afectam a célula metastática e, de facto, podem promover a metástase. É o caso do paclitaxel, da cisplatina, dos anti-androgénios, do everolimus e do sunitinib. Apesar da melhoria do prognóstico dos doentes com cancro localizado no mesmo órgão de origem, estes fármacos trouxeram maus resultados aos doentes diagnosticados com doença metastática[103].

A terapia de "estabilização" do cancro como paradigma terapêutico alternativo:

A quimioterapia, a radioterapia, a terapia antiangiogénica, etc., não induzem a apoptose das células tumorais. Mas, em vez disso, estas terapias convencionais promovem a criação de bolsas inóspitas no interior do tumor primário e, consequentemente, estimulam a evolução de "super-clones" metastáticos agressivos. As abordagens terapêuticas atualmente disponíveis contra o cancro não são capazes de combater as doenças metastáticas[104]. Uma abordagem terapêutica alternativa é:

❖ A eliminação dos factores que privam as células tumorais locais dos recursos necessários à sua sobrevivência.

Exemplo: Pelo conceito de normalização vascular.

❖ Envolvem a modulação da resposta imunitária para ser mais específica para o antigénio e para minimizar os efeitos destrutivos do tumor primário[104].

Normalização vascular:

Em ensaios clínicos, a quimioterapia combinada com bevacizumab (anticorpo monoclonal humanizado contra o VEGF) melhorou a sobrevivência em doentes com cancro metastático da mama, dos rins, do cólon e do pulmão[104].

Restauração da normoxia:

Uma abordagem que tenta restaurar a normoxia é a terapia com oxigénio hiperbárico (HBO). O objetivo da terapia HBO é melhorar ou curar doenças através do aumento dos níveis de oxigénio no plasma e nos tecidos. A terapia com HBO mostrou um aumento significativo da pO_2 no tecido tumoral, que foi preservado clinicamente durante 30 minutos [105].

No que respeita à metástase, a terapêutica com HBO resultou na indução da transição mesenquimal-epitelial (MET), associada a um fenótipo de células tumorais menos invasivo. Este resultado implica que a terapia HBO pode ser útil para a potencial inibição do processo metastático [105].

Uma abordagem terapêutica mais direcionada envolve a administração de oxigénio aos tumores utilizando veículos de administração, incluindo microbolhas e lipossomas encapsulados em hemoglobina. A utilização de veículos de transporte poderia reduzir o risco de toxicidade do oxigénio ou eliminar efeitos indesejáveis fora do alvo que poderiam estar associados à terapêutica com HBO [105].

Inibição da transição epitelial para mesenquimal

Assim, a luta contra a via da EMT surgiu como um domínio de grande interesse terapêutico. Por exemplo, a salinomicina - inibiria as células estaminais cancerosas induzidas pela EMT e estudos posteriores mostraram que inibe a metástase do cancro da mama [105].

Mais recentemente, Pattabiraman et al. propuseram uma "terapia de diferenciação", segundo a qual o aumento dos níveis intracelulares do segundo mensageiro, AMPc, leva à ativação da proteína quinase A (PKA), fazendo com que as células epiteliais mamárias humanas mesenquimatosas revertam para o seu estado epitelial através de uma MET . A indução da MET provocou uma perda dramática não só da sua capacidade de metastização, mas também das suas propriedades iniciadoras de tumores[106].

Assim, a salinomicina e as "terapias de desdiferenciação" poderiam ser utilizadas para reduzir as metástases.

Terapias que visam a sinalização dos lípidos bioactivos

Vários pequenos lípidos bioactivos podem também ser importantes mediadores de metástases.

Foi demonstrado que os inibidores da autotaxina reduzem as metástases pulmonares após injeção sistémica da linha celular de melanoma B16F10 do rato[104]

O FTY720 (Fingolimod) foi desenvolvido como um medicamento imunomodulador, principalmente para o tratamento da forma recidivante da esclerose múltipla. O FTY720 demonstrou reduzir as metástases de vários cancros, incluindo o cancro da mama, o cancro do fígado e o colangiocarcinoma[104].

Terapia de reabsorção óssea:

Medicamentos anti-reabsortivos, que demonstraram uma excelente eficácia terapêutica em doenças malignas, como a próstata, a mama, o pulmão e o mieloma múltiplo.

Um exemplo específico é apresentado pelos bisfosfonatos, que são ingeridos pelos osteoclastos e resultam numa citotoxicidade dos osteoclastos, limitando eficazmente a reabsorção óssea osteoclástica, como demonstrado em modelos de cancro da mama [107].

O denosumab está aprovado pela FDA e tem mostrado resultados promissores em doentes, incluindo um tempo prolongado para eventos relacionados com o esqueleto [108].

Imunoterapia

Na última década, registaram-se progressos impressionantes no domínio da imunoterapia. Foram observadas provas recentes de melhores respostas clínicas em vários tumores malignos, incluindo o melanoma metastático, o cancro do pulmão de células não pequenas, o cancro da cabeça e do pescoço, o carcinoma das células renais (CCR), o cancro da mama e os tumores malignos hematológicos. Exemplos: O ipilimumab, um anticorpo anti-CTLA-4, foi aprovado pela FDA em 2011, na sequência de ensaios clínicos de fase III bem sucedidos em doentes com melanoma metastático[109].

Os anticorpos anti-PD_L1 pembrolizumab (anteriormente designado por lambrolizumab; anti-PD1) e nivolumab (anti-PD1). também mostraram resultados promissores em vários cancros[104].

O anticorpo anti-PD-L1 atezolizumab mostrou-se promissor numa vasta gama de doenças malignas, incluindo cancro do cólon, do pulmão, das células renais, gástrico, da cabeça e do pescoço e melanoma[104].

Terapia dirigida a células metastáticas

Uma abordagem bem sucedida para o tratamento de metástases incluiria invariavelmente uma intervenção ao nível da célula metastática. Uma propriedade única das células tumorais metastáticas que poderia ser alvo de terapia é a sua resistência ao anoikis. A investigação demonstrou que o microRNA-10b é um iniciador-chave da metástase e um fator de resistência ao anoikis[110].

Recentemente, foram efectuadas investigações para desenvolver uma estratégia terapêutica baseada na inibição do miR-10b. A inibição específica do miR-10b foi conseguida utilizando oligonucleótidos inibidores (antagomirs baseados em LNA-) entregues em locais metastáticos por nanopartículas de óxido de ferro revestidas com dextrano (designadas MN-anti-miR10b)[111].

Na última década, registaram-se progressos impressionantes no domínio da terapia do cancro. No entanto, os resultados para as pessoas diagnosticadas com cancro metastático avançado são fracos. Os progressos na sobrevivência global dos cancros do estádio IV foram mínimos e as taxas de sobrevivência aos 5 anos continuam a ser inferiores a 20% para cancros como o cancro do pâncreas, das vias biliares, colorrectal, NSCL, do fígado, gástrico, do ovário e do esófago. Estes maus resultados evidenciaram a necessidade de desenvolver novas abordagens para a terapia do cancro

REFERÊNCIAS

1. Moni Thakur et al.; Saudi J. Pathol. Microbiol; Vol-1, Iss-2(Jul-Sep, 2016):65-72

2. Kumar, V., Cotran, R. S., & Stanley, L. Robbins patologia básica. (2004). 7ª Edição. Robbins,

3. Stevens, A., Lowe, J. S., & Scott, I. (2008). Core pathology. Elsevier Health Sciences.

4. Liu et al. Factores envolvidos na metástase do cancro: uma melhor compreensão da hipótese "semente e solo".Molecular Cancer (2017) 16:176.

5. Leber MF, Efferth T. Cancer invasion and metastasis (Invasão do cancro e metástases). Int J oncology. 2009; 34: 881-95.

6. Martin TA, Ye L, Sanders JA, Lane J, Jiang GW. Cancer Invasion and Metastasis: Molecular and Cellular Perspective. Cancro Metastático: Integrated Organ System and Biological Approach, 2012 Landes Bioscience.

7. Blows, W.T., The Biological Basis of Nursing: Cancro. 2005, Londres: Routledge.

8. Van Gerpen, R., Pathophysiology, in Oncology Nursing M.E. Langhorne, J.S. Fulton, and S.E. Otto, Editors. 2007, Mosby: St. Louis. p. 3-16.

9. Bosman, F.T., Pathology, in Nursing Patients with Cancer: Principles and Practice, N. Kearney e A. Richardson, Editores. 2006, Elsevier: Edinburgh

10. Hanahan, D. & Weinberg, R. A. The Hallmarks of Cancer. *Cell* 100, 57-70 (2000).

11. Hanahan, D. & Weinberg, R. A. Hallmarks of cancer: A próxima geração. *Cell* 144, 646-674 (2011).

12. Garrana RM, Shangase SL, Mohangi GU. Carcinoma de células escamosas oral, um problema crescente,SADJ 2018;73(3):127 -30

13. Guerra L, Guidi R, Frisan T. Será que as genotoxinas bacterianas contribuem para a inflamação crónica, a instabilidade genómica e a progressão tumoral? FEBS J. 2011;278(23):4577-88.

14. OMS | Classificação Internacional de Doenças (CID). http://www.who.int/classifications/icd/en/. Acedido em 24 de março de 2016.

15. Van der Waal, I. Conseguiremos reduzir a mortalidade e a morbilidade do cancro oral; algumas considerações. Med Oral Patol Oral Cir Bucal. 2013;18(1):33-7.

16. Ferlay J, Soerjomataram I, Ervik M, et al. GLOBOCAN 2012 v1.0, Cancer Incidence and Mortality Worldwide: IARC CancerBase. No. 11 [Internet]. Lyon, Fr Int Agency Res Cancer. 2013;11:http://globocan.iarc.f.

17. Jaber MA, Fanas SHA. O padrão de ocorrência do carcinoma espinocelular oral na Líbia. Ibnosina J Med BS. 2010; 2(3):105-10.

18. Braakhuis BJM, Visser O, René Leemans C. Cancro oral e da orofaringe nos Países Baixos entre 1989 e 2006: Aumento da incidência, mas não em adultos jovens. Oral Oncol. 2009;45(9):85-9.

19. Varshitha . Prevalência do cancro oral na Índia A/J. Pharm. Sci. & Res. Vol. 7(10), 2015, 845-848

20. J. K. Elango, P. Gangadharan, S. Sumithra, e M. A. Kuriakose, "Trends of head and neck cancers in urban and rural India," Asian Pacific Journal of Cancer Prevention, vol. 7

21. Manisha Sharma, Manas Madan, Mridu Manjari, Tejinder Singh Bhasin, Spriha Jain, Saumil Garg, "Prevalence of Head and Neck Squamous Cell Carcinoma (HNSCC) in our population: A descrição clínico-patológica e morfológica de 198 casos"

22. Allagar VL, Neal RD, "Sociodemographic factors and delays in the diagnosis of six cancers: analysis of data from the 'National Survey of NHS Patients: cancer'," The British Journal of Cancer, vol. 92, no. 11, pp. 1971-1975, 2005.

23. D. I. Conway, M. Petticrew, H. Marlborough, J. Berthiller, M. Hashibe, e L. M. D. Macpherson, "Socioeconomic inequalities and oral cancer risk: a systematic review and meta-analysis of casecontrol studies," International Journal of Cancer, vol. 122, no. 12, pp. 2811-2819, 2008.

24. Amarasinghe HK, Usgodaarachchi US, Johnson NW, Lalloo R, Warnakulasuriya S. A mastigação de líquido de bétel com ou sem tabaco é um fator de risco importante para doenças orais potencialmente malignas no Sri Lanka: Um estudo de caso-controlo. Oral Oncol. 2010;46(4):297-301.

25. Dong et al. Traduzindo o paradigma da metástase da teoria científica para a oncologia clínica. Clin Cancer Res. 2009; 15(8)

26. Paget S. A distribuição dos crescimentos secundários no cancro da mama. 1889. Cancer Metastasis Rev 1989;8:98-101. [PubMed: 2673568]

27. Ewing, J. Neoplastic Diseases. Vol. 6. Philadelphia, PA: WB Saunders; 1928.

28. Bross ID, Viadana E, Pickren JW. The metastatic spread of myeloma and leukemias in men. Virchows Arch A Pathol Anat Histol 1975;365:91-101

29. Mantovani A, Allavena P, Sica A, Balkwill F. Cancer-related inflammation. Nature 2008;454:436- 44.

30. Pollard JW. Tumour-educated macrophages promote tumor progression and metastasis. Nat Rev Cancer 2004;4:71-8.

31. Merkle CJ. Biologia do cancro. Yarbro CH, Wujcki D, Holmes Gobel B (eds). (2011). *Enfermagem oncológica: Principles and Practice.* (7ª Edição). Sudbury, MA: Jones and Bartlett. 1:3-22

32. Sociedade Americana do Cancro. (2014, 7 de fevereiro). *Cancro avançado.* Atlanta, GA: Sociedade Americana do Cancro. Obtido em: http:// www. cancer.org/ acs/groups /cid/ documents /webcontent/003082-pdf.pdf

33. Debois JM. TxNxM1: The Anatomy and Clinics of Metastatic Cancer, Kluwer Academic Publisher, 2002.

34. Abbruzzese JL, Abbruzzese MC, Lenzi R, Hess KR, Raber MN. Análise de uma estratégia de diagnóstico para pacientes com suspeita de tumores de origem desconhecida. J Clin Oncol 1995; 13:2094-103; PMID:7636553.

35. Schouten LJ, Rutten J, Huveneers HA, Twijnstra A. Incidence of brain metastases in a cohort of patients with carcinoma of the breast, colon, kidney, and lung and melanoma. Cancer 2002; 94:2698-705;

36. Mundy GR. Metastasis to bone: causes, consequences and therapeutic opportunities. Nat Rev Cancer 2002; 2:584-93;

37. Kumar G S, Manjunatha B S. Tumores metastáticos para os maxilares e a cavidade oral. J Oral Maxillofac Pathol 2013;17:71-5.

38. Sivapathasundaram. Shafer's textbook of oral Pathology 8th edition.

39. Hirschberg A et al.Tumores metastáticos para os maxilares e a boca. Head Neck pathol 2014; 8(4): 463-74.)

40. Kapoor C, Vaidya S, Wadhwan V, Malik S. Lymph node metastasis: A bearing on prognosis in squamous cell carcinoma. Indian J Cancer 2015;52:417-24.

41. Meyers EN, Suen JY, Meyers JN, Hanira YN.Sentinel lymph node biopsy for head and neck cancer. Cancer of Head and Neck, 4th ed. India: Saunders-An imprint of Elsevier; 2003. p. 34-5.

42. Hellman, Devita VT, Rosenberg SA. Carcinogenesis Cancer: Principle and Practice of Oncology, 8ª ed., EUA. EUA: Wolters Kluwer/Lippincott Williams and Wilkin; 2008. p. 117-46.

43. Attia AA, Omar W. The value of sentinel lymph node localization and biopsy in squamous cell carcinoma of the oral cavity. J Egyptian Nat Cancer Inst 2002;14:177-83.

44. Rouvière H, Tobias MJ. Lymphatic system of the head and neck, 1st ed. Anatomy of the Human Lymphatic System (Anatomia do sistema linfático humano). Ann Arbor, MI: Edwards Brothers; 1938. p. 5-28.

45. Shingaki S, Takada M, Sasai K, Bibi R, Kobayashi T, Nomura T, et al. Impacto das metástases nos gânglios linfáticos no padrão de insucesso e sobrevivência nos carcinomas orais. Am J Surg 2003;185:278-84.

46. Yonemoto M, Yusa H, Yamagata K, Fujita S, Yamaguchi A, Yoshida H. Carcinoma de células escamosas da base da língua com apresentação inicial de metástases quísticas no nódulo linfático cervical contralateral. Oral Oncol 2006;42:56-9

47. Robbins basic pathology, décima edição

48. Matrisian LM, Welch DR. Molecular basis of Cancer. Invasão e metástases. Capítulo 19, 2008:253-264.

49. Krakhmal NV, Zavyalova MV, Denisov EV, Vtorushin SV, Perelmuter VM (2015). "Invasão do cancro: Patterns and Mechanisms" (Padrões e mecanismos). *Ata Naturae.* 7 (2): 17-28.

50. Peter Friedl, Stephanie Alexander, A invasão do cancro e o microambiente: Plasticidade e reciprocidade.Cell 2011;147: 992-1009.

51. F van Zijl Etapas iniciais da metástase: invasão celular e transmigração endotelial. Mutat Res. 2011 Jul; 728(1-2): 23-34.

52. A Estecha, L Sánchez-Martín, A Puig-Kröger, RA Bartolomé, J Teixidó,.Moesin orquestra a polaridade cortical das células tumorais do melanoma para iniciar a invasão em 3D. Journal of cell science 122 (19), 3492-3501

53. Vasiliki Gkretsi e Triantafyllos Stylianopoulos. Metástases: da adesão celular e mais além. Fronteiras em oncologia, 2019 9(214)

54. : Baldawa P, Shirol P, Alur J, Kulkarni VV. Metástases: De um lado para o outro. J Oral Maxillofac Pathol 2017;21:463-4.

55. Wong SY, Hynes RO. Disseminação linfática ou hematogénica: Como é que uma célula tumoral metastática decide? Cell Cycle 2006;5:812-7.

56. Joyce JA, Pollard JW. Microenvironmental regulation of metastasis. Nat Rev Cancer 2009;9:239-52.

57. Leber MF, Efferth T. Molecular principles of cancer invasion and metastasis (review). Int J Oncol 2009;34:881-95.

58. Trendowski M. Explorando a metástase inerente da leucemia para melhorar as abordagens quimioterapêuticas. Cell Dev Biol 2015;3:137. .

59. Sarvaiya PJ, Guo D, Ulasov I, Gabikian P, Lesniak MS. Quimiocinas na progressão tumoral e metástase. Oncotarget 2013;4:2171-85.

60. Psaila B, Lyden D. O nicho metastático: Adaptar o solo estrangeiro. Nat Rev Cancer 2009;9:285-93.

61. Valastyan S, Weinberg RA. Metástases tumorais: Molecular insights and evolving paradigms. Cell 2011;147:275-92.

62. Fukumura D, Jain RK. Tumor microvasculature and microenvironment: Targets for anti-angiogenesis and normalization. Microvasc Res 2007;74:72-84.

63. Martin TA, Jiang WG. Perda da função de barreira da junção apertada e o seu papel na metástase do cancro. Biochim Biophys Ata 2009; 1788:872-91;

64. S Zanotti, S Gibertini, C Bragato, R Mantegazza, L Morandi, M. MoraFibroblastos dos músculos de pacientes com distrofia muscular de Duchenne são resistentes à apoptose por descolamento celular.Exp Cell Res, 317 (2011), pp. 2536-2547

65. Xiangming Guan.desafios e oportunidades da metástase do cancro. Ata pharmacuetica sinica .2015;5(5):402-18.

66. Wells, J. Grahovac, S. Wheeler, B. Ma, D. Lauffenburger Visando a motilidade das células tumorais como estratégia contra a invasão e as metástasesTrends Pharmacol Sci, 34 (2013), pp. 283-289

67. AM Alizadeh, S Shiri, S. Farsinejad Revisão das metástases: da bancada à cabeceira Tumour Biol, 35 (2014), pp. 8483-8523

68. N. Rivard Phosphatidylinositol 3-kinase: a key regulator in adherens junction formation and function Front Biosci (Landmark Ed), 14 (2009), pp. 510-522

69. WG. Jiang E-cadherin and its associated protein catenins, cancer invasion and metastasis Br J Surg, 83 (1996), pp. 437-446

70. N. Pećina-Šlaus Gene supressor de tumor E-caderina e seu papel em células normais e malignas, Cancer Cell Int, 3 (2003), p. 17

71. Meng W, Takeichi M. Adherens junction: molecular architecture and regulation (Junção aderente: arquitetura molecular e regulação). Cold Spring Harb Perspect Biol 2009; 1:a002899;

72. M Li, YM. Feng Mecanismo de sinalização das moléculas de adesão celular na metástase do cancro da mama: potenciais alvos terapêuticos, Breast Cancer Res Treat, 128 (2011), pp. 7-21

73. Abercrombie M, e Dunn GA. Adesões de fibroblastos ao substrato durante a inibição de contacto observadas por microscopia de reflexão de interferência. Exp. Cell Res. 1975; 92(1):57-62.

74. Takai Y, e Nakanishi H. Nectina e afadina: novos organizadores de junções intercelulares. J. Cell. Sci. 2003; 116(Pt 1):17-27. [PMID: 12456712]

75. Staunton DE, Dustin ML, Erickson HP e Springer TA. The arrangement of the immunoglobulin-like domains of ICAM-1 and the binding sites for LFA-1 and rhinovirus. Cell 1990; 61(2):243-54. [PMID: 1970514]

76. AN. Barclay Membrane proteins with immunoglobulin-like domains-a master superfamily of interaction molecules, Semin Immunol, 15 (2003), pp. 215-223

77. C Wai Wong, DE Dye, DR. CoombeO papel das moléculas de adesão celular da superfamília das imunoglobulinas na metástase do cancro, Int J Cell Biol, 2012 (2012), p. 340296.

78. DS Webb, Y Shimizu, GA van Seventer, S Shaw, TL. GerrardLFA-3, CD44 e CD45: factores fisiológicos de desencadeamento da libertação de TNF e IL-1 em monócitos humanos. Science, 249 (1990), pp. 1295-1297

79. Orian-RousseauCD44, um alvo terapêutico para tumores com metástases Eur J Cancer, 46 (2010), pp. 1271-1277

80. V Profumo, P. Gandellini MicroRNAs: pedras no caminho para a metástase do cancro Crit Rev Oncog, 18 (2013), pp. 341-355

81. Trimboli AJ, Fukino K, de Bruin A, Wei G, Shen L, Tanner SM, et al. Diret evidence for epithelial-mesenchymal transitions in breast cancer (Provas diretas de transições epiteliais-mesenquimais no cancro da mama). Cancer Res 2008; 68:937-45;

82. CL Buchheit, KJ Weigel, ZT. Schafer Sobrevivência das células cancerosas durante a separação da MEC: múltiplas barreiras à progressão do tumor Nat Rev Cancer, 14 (2014), pp. 632-641

83. D Spano, C Heck, P De Antonellis, G Christofori, M. ZolloMolecular networks that regulate cancer metastasis, Semin Cancer Biol, 22 (2012), pp. 234-249

84. K Wolf, P. FriedlMapping proteolytic cancer cell-extracellular matrix interfaces Clin Exp Metastasis, 26 (2009), pp. 289-298

85. Hu YY, Zheng MH, Zhang R, Liang YM, Han H. Notch signalling and cancer metastasis.Adv Exp Med Biol. 2012;727:186-98

86. Ramez N. Eskander, Krishnansu S. Tewari. Para além do bloqueio da angiogénese: terapia direcionada para o cancro do colo do útero avançado. J Gynecol Oncol 2015;25(3):249-259

87. Ellisen LW, Bird J, West DC, Soreng AL, Reynolds TC, Smith SD, Sklar J (1991) TAN-1, o homólogo humano do gene notch de Drosophila, é quebrado por translocações cromossómicas em neoplasias linfoblásticas T. Célula 66: 649-661.

88. Curry CL, Reed LL, Golde TE, Miele L, Nickoloff BJ, Foreman KE (2005) O inibidor da gama-secretase bloqueia a ativação de Notch e induz apoptose nas células tumorais do sarcoma de Kaposi. Oncogene 24: 6333-6344

89. Jiang G et al. Invasão de tecidos e metástases de cancro: Molecular, biological and clinical perspectives ,Seminar in Cancer Biology 35 (2015) S244-S275.

90. Pachmayr E, Treese C, Stein U. Mecanismos subjacentes às metástases à distância - Biologia molecular. Visc Med 2017;33:11-20

91. Roberts PJ, Der CJ: Targeting the Raf-MEK-ERK mitogen-activated protein kinase cascade for the treatment of cancer. Oncogene 2007;26:3291-3310.

92. Zhou H, Huang S: Papel da sinalização mTOR na motilidade, invasão e metástase das células tumorais. Curr Protein Pept Sci 2011;12:30-42

93. Zhang Y, Du Z, Zhang M: Desenvolvimento de biomarcadores na terapia direcionada ao MET. Oncotarget 2016;7:37370-37389.

94. Samame Perez-Vargas JC, Biondani P, Maggi C, Gariboldi M, Gloghini A, Inno A, Volpi CC, Gualeni AV, di Bartolomeo M, de Braud F, Castano A, Bossi I, Pietrantonio F: Papel do cMET no desenvolvimento e progressão do cancro colorrectal. Int J Mol Sci 2013;14:18056-18077.

95. Fodde R, Brabletz T: Wnt/beta-catenin signaling in cancer stemness and malignant behavior. Curr Opin Cell Biol 2007;19:150-158.

96. Schmalhofer O, Brabletz S, Brabletz T: E-caderina, beta-catenina e ZEB1 na progressão maligna do cancro. Cancer Metastasis Rev 2009;28:151-166.

97. Rousseau S, Houle F, Landry J, Huot J: A ativação da p38 MAP kinase pelo fator de crescimento endotelial vascular medeia a reorganização da actina e a migração celular em células endoteliais humanas. Oncogene 1997;15:2169-2177.

98. Adaptado de https:// www. cancer.net/ cancer-types /breast-cancer- metastatic / diagnosis

99. Martin TA, Ye L, Sanders JA, Lane J, Jiang GW. Cancer Invasion and Metastasis: Molecular and Cellular Perspective. Cancro Metastático: Integrated Organ System and Biological Approach, 2012 Landes Bioscience

100. Lobo I. Anomalias cromossómicas e citogenética do cancro. *Natureza Educação*. 2008;1:68.

101. De Sousa EMF, Vermeulen L, Fessler E, et al. Cancer heterogeneity-a multifaceted view. *EMBO Rep*. 2013;14:686-695.

102. Williams SC. Circulating tumor cells. *Proc Natl Acad Sci USA*. 2013;110:4861.

103. Steeg PS. Alvo de metástases. *Nat Rev Cancer* (2016) 16:201-18.

104. Byunghee Yoo1 Bryan C. Fuchs2 Zdravka Medarova. Novas direcções no estudo e tratamento do cancro metastático. Fronteiras em oncologia 2018; 8 (258).

105. Dewhirst MW, Birer SR. A ressonância magnética com oxigénio é um grande avanço na imagem da hipóxia tumoral. *Cancer Res* (2016) 76(4):769-72. doi:10.1158/0008-5472. CAN-15-2818

106. Pattabiraman DR, Bierie B, Kober KI, Thiru P, Krall JA, Zill C, et al. A ativação da PKA conduz à transição mesenquimal para epitelial e à perda da capacidade de iniciação de tumores. *Ciência* (2016) 351:aad3680. doi:10.1126

107. Misso G, Porru M, Stoppacciaro A, Castellano M, De Cicco F, Leonetti C, et al. Avaliação dos efeitos antiangiogénicos in vitro e in vivo do denos-umab e do ácido zoledrónico. *Cancer Biol Ther* (2012) 13:1491-500.

108. Li BT, Wong MH, Pavlakis N. Tratamento e prevenção de metástases ósseas do cancro da mama: uma revisão abrangente das evidências para a prática clínica. *J Clin Med* (2014) 3:1-24. doi:10.3390/jcm3010001

109. Hodi FS, O'day SJ, Mcdermott DF, Weber RW, Sosman JA, Haanen JB, et al. Melhoria da sobrevivência com ipilimumab em doentes com melanoma metastático. *N Engl J Med* (2010) 363:711-23.

110. Stephens PJ, Tarpey PS, Davies H, Van Loo P, Greenman C, Wedge DC, et al. A paisagem dos genes do cancro e os processos mutacionais no cancro da mama. *Nature* (2012) 486:400.

111. Yigit M, Ghosh S, Kumar M, Petkova V, Kavishwar A, Moore A, et al. As diferenças dependentes do contexto na oncogénese da mama miR-10b podem ser direcionadas para a prevenção e paragem da metástase dos nódulos linfáticos. *Oncogene* (2013) 32:1530.

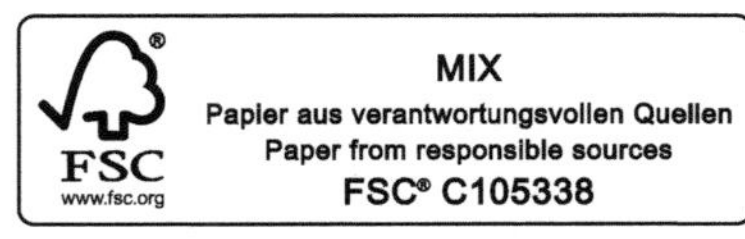

Printed by Books on Demand GmbH, Norderstedt / Germany